LES POUVOIRS DE L'ÉNERGIE

Édition : Élodie Ther
Relecture : Marie-Laure Deveau
Maquette : Patrick Leleux PAO
Photo de couverture : ShutterStock
Design de couverture : Antartik

10, place des Cinq-Martyrs-du-Lycée-Buffon
75015 Paris - France

ISBN : 979-10-285-1938-4

« *Les pouvoirs de l'énergie* est un récit historique et scientifique captivant portant sur la médecine énergétique. Jill Blakeway décrit – personnellement et scientifiquement – sa condition de thérapeute douée et chevronnée. Elle nous fait part des travaux de recherche à la pointe de sa discipline et nous raconte des histoires de guérison réelles et incroyables. Cet ouvrage va nous édifier, nous inspirer et, je l'espère, nous convaincre tous de reconsidérer ce qui est du domaine du possible en matière de santé. »

Dr Christiane Northrup, auteure à succès
du *New York Times* de *Women's Bodies, Women's Wisdom*

« Dans *Les pouvoirs de l'énergie*, Jill Blakeway transmet non seulement son savoir considérable, mais également son histoire personnelle, prenant le lecteur par la main afin d'explorer avec lui la science et la pratique de la guérison énergétique. Aussi divertissant que rigoureux, ce livre éduque et éclaire. »

Dr Frank Lipman, auteur à succès
de *The New Health Rules* et de *How to be Well*

« Jill Blakeway explique habilement le rôle vital de l'énergie chez tous les êtres vivants, et nous montre comment elle influe mentalement et physiquement sur notre santé et nous relie à l'autre. Un contenu fascinant de la part de l'une des toutes meilleures praticiennes de médecine énergétique des États-Unis. »

Dr Mark Hyman,
auteur à succès de *Mangez gras, maigrissez*

« En tant que patiente ayant eu le bonheur de voir à l'œuvre l'incroyable énergie de Jill Blakeway, je peux témoigner de son talent de thérapeute. Dans *Les pouvoirs de l'énergie*, elle valide ce que nous savons d'instinct être vrai – que le corps a la faculté de se réparer – et offre aux lecteurs les outils pour comprendre et accéder à cette énergie subtile présente en nous. Loin d'être un traité mystique, ce livre est une véritable enquête scientifique dans les arcanes d'une énergie présente en chacun de nous et qui nous relie aux autres. »

Uma Thurman

Jill Blakeway

LES POUVOIRS DE L'ÉNERGIE

Guérir grâce aux médecines énergétiques

Traduit de l'anglais (États-Unis)
par Christophe Billon

LEDUC.S
PRATIQUE

Alex Tiberi était praticien et spécialiste des soins énergétiques.

Il a été mon premier professeur et je lui dédie ce livre.

SOMMAIRE

AVANT-PROPOS

La première étude complète du domaine révolutionnaire de la médecine énergétique et de son mode d'utilisation pour diagnostiquer et soigner des maladies, de la part de l'une des plus éminentes praticiennes de la médecine traditionnelle chinoise au monde.

Aujourd'hui, nous sommes de plus en plus nombreux à découvrir les pouvoirs curatifs de la médecine énergétique. Des études scientifiques continuent de confirmer sa validité, et les médecins prescrivent de plus en plus à leurs patients des traitements tels que l'acupuncture. Mais même ceux en ayant déjà bénéficié se posent la question suivante : qu'est-ce précisément que la médecine énergétique et comment fonctionne-t-elle ?

L'acupunctrice et spécialiste de la médecine traditionnelle chinoise (MTC) Jill Blakeway soigne des patients depuis plus de vingt-cinq ans. Pour Jill, le terme « médecine énergétique » fait référence au large éventail de protocoles utilisés pour diagnostiquer et soigner des maladies en agissant sur l'énergie – la force vive que l'on appelle *qi* en MTC – qui vibre dans les cellules de notre corps. Mais même cette praticienne expérimentée avoue ne pas vraiment comprendre comment certains de ses patients guérissent grâce à ses soins et elle affiche un scepticisme sain envers ses capacités et celles de ses pairs.

Dans *Les pouvoirs de l'énergie*, Jill nous invite à son périple mondial pour mieux comprendre, appliquer et expliquer cette puissante force de guérison. Passant de sa propre clinique aux cercles universitaires, elle s'adresse à des guérisseurs de haut vol, à des chercheurs et à des praticiens – des professeurs de Stanford et Princeton recherchant les éléments physiques qui figurent derrière la médecine énergétique et la guérison, à un maître Qi Gong qui fait apparaître des herbes dans sa main, en passant par une équipe de scientifiques sceptiques qui utilise l'imposition des mains pour guérir des souris d'un cancer mammaire. Elle raconte également comment elle a découvert la médecine énergétique et est devenue l'une des praticienne les plus demandées au monde.

Ce récit vivant, divertissant et instructif est délivré par la voix amusante, touchante et bien ancrée dans la réalité de Jill. *Les pouvoirs de l'énergie* fait le lien entre science et spiritualité, et nous gratifie d'un propos convaincant et étayé par des preuves, qui met en avant cette très ancienne pratique.

Le Dr Jill Blakeway est la fondatrice de The Yinova Center et l'auteure des ouvrages à succès *MAKING BABIES: A Proven 3-Month Program for Maximum Fertility* et *SEX AGAIN: Recharging Your Libido*. Elle est intervenue dans des émissions et médias comme *The Dr. Oz Show*, *CNN*, *The Early Show*, *Good Morning America*, *NBC News*, *ABC News*, *The New York Times*, *Elle* et *Martha Stewart Living*.

INTRODUCTION

Dans les années 1840, la fièvre puerpérale, infection de l'utérus d'origine bactérienne survenant après l'accouchement, a investi l'une des deux maternités de l'hôpital général de Vienne, en Autriche. Dans la première clinique, le taux de mortalité des femmes venues accoucher était de 10 %, tandis que dans l'autre, il était inférieur à 4 %. Les deux établissements accueillaient les patientes alternativement, un jour sur deux. Lorsque les femmes apprenaient qu'elles allaient commencer le travail un jour où c'était le tour de la clinique atteinte par la fièvre puerpérale d'accueillir les futures mamans, elles tombaient souvent à genoux, implorant le ciel de ne pas y être admises. Certaines allaient jusqu'à se dérober suffisamment longtemps de manière à accoucher dehors. Ces femmes qui accouchaient dans la rue avaient toujours droit aux allocations même si elles n'étaient pas admises en clinique. Et, comme on l'a découvert par la suite, elles contractaient rarement la fièvre puerpérale qui faisait rage à l'intérieur.

Ignaz Semmelweis, médecin hongrois qui venait de prendre son poste dans la première clinique, s'est demandé ce qui protégeait ces femmes d'une infection aussi contagieuse. Après tout, les deux cliniques employaient pratiquement toutes les mêmes techniques. Seule différence : des étudiants en médecine travaillaient dans la première clinique, tandis que des sages-femmes œuvraient dans la seconde. Après avoir méticuleusement procédé par élimination, Semmelweis est parvenu à la conclusion que lui et les étudiants en médecine avaient sur les mains des « particules de cadavres », alors que les sages-femmes, qui ne pratiquaient pas d'autopsies et n'avaient aucun contact avec des cadavres, étaient à l'abri de telles contaminations. Les femmes accouchant dans la rue étaient quant à elles parvenues à éviter l'infection, car elles ne bénéficiaient d'aucun suivi médical pendant l'accouchement.

Semmelweis a par la suite ordonné que les médecins de la première clinique se lavent les mains à l'eau de chaux après avoir pratiqué une autopsie et avant d'examiner les patientes. Après la mise en place de cette procédure, le taux de mortalité a connu une baisse stupéfiante de 90 %. Semmelweis a ensuite donné l'ordre aux sages-femmes de la seconde clinique d'en faire autant, puis de frotter leurs instruments à l'aide d'une solution chlorée. Là encore, cette mesure a fait baisser de manière spectaculaire le taux de mortalité au sein de l'hôpital.

Bien que la théorie et la pratique de Semmelweis aient indéniablement permis de sauver des vies, ses collègues, s'accrochant à des croyances bien ancrées, ont refusé d'admettre que ces résultats n'étaient pas le fruit du hasard. Après tout, ils ne pouvaient pas voir la cause de la mort : une bactérie microscopique. Et surtout, les données de Semmelweis ne correspondaient pas à leur perception des principes de fonctionnement du corps. La théorie mettant en cause les germes n'avait pas encore été acceptée à Vienne. À l'époque, les maladies étaient attribuées à tout un éventail de causes non liées. Ses collègues le tournaient en ridicule et ont fini par arrêter de suivre ses directives. Peu de temps après, Semmelweis a perdu son emploi et il a passé le restant de sa vie à lutter contre la communauté médicale sur le thème de la propreté et de la stérilisation. Ce penseur novateur a été admis dans un hôpital psychiatrique à l'âge de 47 ans, où il est mort d'une septicémie.

Les fondements de la médecine énergétique sont tout aussi anciens. En Égypte, on a découvert sur le papyrus d'Ebers, l'un des plus vieux documents médicaux préservés, daté de 1550 avant J.-C., une description de l'imposition des mains pour soulager les douleurs. Pythagore, le philosophe et médecin grec, considérait que son principal métier était de soigner et que le *pneuma*, qui se traduit littéralement par le mot « souffle », était l'esprit. Dans l'ayurvéda, système de santé développé il y a des milliers d'années en Inde, la force vitale est désignée sous le nom de *prana*. Dans les systèmes de croyances judéo-chrétiens, on parle de « souffle de vie ». Et dans la médecine traditionnelle chinoise (MTC), que je pratique depuis vingt ans, la force vive qui joue un rôle essentiel dans le maintien et le recouvrement de la santé s'appelle le *qi*. Ainsi, la spiritualité, la philosophie et la science étaient autrefois imbriquées, représentant une partie essentielle de notre histoire. Or, depuis cette époque, nous avons considérablement dévié de cette notion. Je me demande souvent si, un jour, nous repenserons aux soins énergétiques en secouant la tête, incrédules, comme nous le faisons en découvrant l'histoire de Semmelweis, et en nous demandant pourquoi nous nous sommes opposés à une approche qui offrait des bienfaits mais ne collait pas à notre modèle médical.

Cependant, je dois bien le reconnaître : j'ai moi-même mis du temps à changer d'avis. Ma carrière a débuté avec cette envie d'aider les autres. C'était aussi vaste et naïf que ça. Mais lorsque ma pratique a pris forme – après avoir étudié la médecine de l'Asie de l'Est en troisième cycle d'université, j'ai pratiqué l'acupuncture en unité de soins palliatifs avant d'ouvrir mon cabinet à New York –, j'ai fini par percevoir la nature profondément entremêlée du phénomène de guérison.

Dès le début, dans mon activité d'acupunctrice, la façon dont mes patients se portaient bien grâce à mes soins m'a intriguée et donné une leçon d'humilité. Si cela a renforcé ma foi en cette pratique très ancienne – disposer de fines aiguilles pour influer sur le flux énergétique à l'intérieur de l'organisme – offrant des résultats d'une réelle efficacité, cela a soulevé également un certain nombre de questions surprenantes. Principalement : pourquoi cette manipulation de l'énergie était-elle si bénéfique ? Est-ce que je faisais simplement office de placebo ? Ou est-ce que je jouais un peu le rôle de vecteur de cette énergie que je sentais parfois curieusement me traverser lorsque j'exerçais ?

La philosophie chinoise pose comme postulat que l'énergie vitale, appelée *qi*, entoure et parcourt notre corps afin de soutenir la vie. Elle renferme l'intelligence innée du corps, cette façon intangible mais mesurable de maintenir ce qui est connu sous le nom d'« homéostasie » ou capacité du corps à réguler son environnement interne pour favoriser la bonne santé. Mais le *qi* fait également partie d'un schéma plus vaste, un champ énergétique supérieur, qui nous relie tous.

Avec l'expérience, j'ai eu le sentiment qu'un élément invisible influait sur ce qui se produisait – sentiment qui se rapproche peut-être un peu de l'intuition que le Dr Semmelweis avait eue au sein de sa clinique. Je soupçonnais les aiguilles et les plantes (que je prescris en complément de l'acupuncture) de n'être qu'une partie de ce qui soulageait mes patients. Et, de plus en plus, j'éprouvais une sensation indéniable lors des séances. Physiquement, c'était comme si quelqu'un versait un soda tonique le long de ma colonne vertébrale. Mentalement, c'était le sentiment marqué de puiser de l'énergie de l'extérieur, que je transmettais ensuite à mes patients.

Cette notion me captivait, mais me faisait également peur, me rendait impatiente et prudente vis-à-vis de sa validité. J'étais consciente mais en même temps gênée par ce champ énergétique aux vertus curatives, craignant que cela verse dans le charlatanisme. Bien que les praticiens de MTC comme moi doivent être certifiés pour exercer et respecter des normes médicales et déontologiques précises, il n'existe pas de normes pour la plupart des autres disciplines impliquant une intervention sur les énergies. Cela en fait un environnement difficile à explorer, avec des confrères et consœurs qui n'ont qu'à mettre une enseigne et demander à leurs clients de croire à ce qu'ils font. La dernière chose que je souhaitais donner aux autres – et à moi-même –, c'étaient de faux espoirs. Je ne veux pas faire de promesses que je ne pourrais pas tenir ou ne pas répondre aux attentes. Je dois également préciser que j'ai toujours eu pour principe de conseiller à mes patients (et dans certains cas d'exiger) de consulter des médecins qualifiés en parallèle à mes traitements. Mais j'avais également extrêmement envie d'explorer plus avant cette médecine très ancienne qui cherche à unir les dimensions physique et énergétique, et de la cerner par rapport aux univers actuels de la science, de la spiritualité et de la philosophie.

Étant une personne méthodique et pragmatique, je ne pouvais me contenter d'accepter qu'un mélange énigmatique d'aiguilles et de champs énergétiques invisibles rende si bien service à mes patients. Je souhaitais savoir *pourquoi* il en était ainsi. J'ai donc sollicité tout un éventail de spécialistes dynamiques qui s'y connaissaient – praticiens, universitaires, médecins, scientifiques et chercheurs à la pointe de la médecine énergétique – et j'ai découvert qu'ils se basaient tous sur des théories extrêmement similaires qui se recoupaient, ce qui était très rassurant.

Le présent ouvrage fait des allers-retours entre la dimension scientifique et la dimension mystique. C'est à la fois un projet profondément personnel et une enquête professionnelle. À mes yeux, il est tout aussi important de porter un regard déterminé sur ce que je vis en tant que praticienne que d'évaluer les changements qui surviennent grâce aux interventions sur les champs énergétiques et de les valider à l'aide de travaux de recherche reposant sur des faits probants.

Ainsi, ces dernières années, j'ai étudié les travaux de Robert Jahn, ancien doyen de l'ingénierie à l'université de Princeton et cofondateur du laboratoire Princeton Engineering Anomalies Research (PEAR), lequel a développé son propre programme expérimental de recherche sur la conscience collective et les effets de celle-ci sur chacun de nous. J'ai été conseillée sur la spiritualité et la guérison par Neale Donald Walsch, auteur à succès des ouvrages *Conversations avec Dieu*. Au Japon, j'ai rendu visite au praticien Hiroyuki Abe, qui intervient sur les points d'acupuncture sans se servir d'aiguilles. J'ai demandé à un psychophysiologiste de mesurer ce qui se passe dans mon corps lorsque je traite un patient, publié des travaux sur la médecine énergétique dans le *Journal of Alternative and*

Complementary Medicine et consulté un médecin britannique ayant un point de vue intéressant sur le fonctionnement des méridiens d'acupuncture. J'ai également passé du temps avec le Dr William Bengston, auteur de *The Energy Cure: Unraveling the Mystery of Hands-On Healing*, qui est à la fois praticien et scientifique. Le Dr Bengston a formé une équipe de collègues sceptiques quant à l'efficacité des traitements par imposition des mains pour des souris de laboratoire ayant subi des injections de solutions provoquant un cancer mammaire. Résultat ? Le Dr Bengston et son équipe ont réussi à soigner systématiquement ces souris.

Ce livre raconte ce que j'ai appris sur les moyens les plus fiables et impressionnants d'exploiter l'énergie de guérison, et nous apprend que nous pouvons tous faire en sorte que cette force impressionnante porte ses fruits sur nous. J'espère que vous, lecteurs, sortirez de la lecture de ce livre armés d'une bonne compréhension de l'énergie de guérison, que vous lui ferez confiance et que cela vous incitera à explorer vos propres besoins à l'aide des informations glanées ici. Et, dans la mesure où je suis persuadée que tout le monde a la faculté innée d'exploiter l'énergie de guérison qu'il a en lui et qui existe dans le monde extérieur, vous trouverez tout au long de cet ouvrage des exercices pour vous aider à vous servir de vos propres capacités.

Si la médecine chinoise reste mon socle et domaine de prédilection, mon travail est aujourd'hui très différent de ce que je faisais au début de ma carrière – c'est le fruit de diverses disciplines liées à de nombreux systèmes de croyances et cultures. Et, comme je l'avais espéré, mes patients ne s'en portent que mieux. Cependant, cette quête m'a permis, de manière plus inattendue, d'être convaincue de manière indéfectible que l'inexplicable, ce brin de mystère qui restera toujours irrésolu, peut être mis au service de nos besoins.

1

AU BOUT DE MES DOIGTS

La première patiente que j'ai prise en charge toute seule en acupuncture est une femme qui s'était brisé les deux jambes. Elle avait visité une caserne de pompiers avec un groupe et on l'avait encouragée, imprudemment donc, à descendre le long de la perche de feu. Lorsque j'ai fait sa connaissance – un an après son accident –, elle marchait toujours avec des béquilles.

J'entamais tout juste la troisième et avant-dernière année de mon master en acupuncture et médecine chinoise, à San Diego, en Californie, bien loin de ma Grande-Bretagne natale. Avant de prendre en charge cette femme, j'avais uniquement pratiqué l'acupuncture sur un patient en tant qu'assistante d'un étudiant plus chevronné. Et, avant cela, je m'étais exercée à piquer mes aiguilles sur des sacs de riz en tissu. C'était mon premier jour en tant qu'acupunctrice et herboriste au sein de la clinique de l'école et, si un superviseur était à mes côtés, il surveillait également un certain nombre d'étudiants pratiquant tous, eux aussi, l'acupuncture pour la première fois en solo.

Dans la salle de soins, la femme m'a regardée d'un air révélant une certaine attente et m'a tendu les radios prescrites par son médecin. Je les ai tenues à la lumière, en essayant de *paraître* confiante alors que j'essayais de déchiffrer ce que je voyais. À cet instant, mon superviseur a passé la tête dans l'encadrement de la porte pour voir ce que je faisais. Il a traversé la pièce à grandes enjambées et a remis à l'endroit la radio que je tenais à l'envers, avant de me dire calmement : « Fais simplement un traitement de base. »

Je m'y suis mise immédiatement. J'ai demandé à la femme d'enfiler une blouse et de s'allonger sur la petite table. Une fois celle-ci installée, j'ai consciencieusement placé les aiguilles sur des points d'acupuncture élémentaires afin de traiter ses douleurs. La femme est restée immobile et silencieuse tout du long. Honnêtement, j'ignorais complètement si ce que je faisais produisait le moindre effet. Cette séance m'a paru quelconque – à ma grande déception – jusqu'à son terme. Ce qui s'est produit ensuite vous paraîtra trop beau pour être vrai, mais un peu de patience : la morale de cette histoire, c'est qu'il est facile de considérer comme miraculeux des rétablissements que nous ne comprenons pas, alors qu'ils échappent en fait simplement à notre compréhension.

Après avoir ôté la dernière aiguille et murmuré « Merci » pour indiquer que les soins étaient terminés, la femme a ouvert les yeux et dit : « C'était incroyable comme sensation ! » Elle s'est redressée et a déclaré : « Je vais essayer de marcher sans mes béquilles. » Et elle a réussi. Elle a fait lentement le tour de la pièce. J'avais l'impression qu'on était dans un show télévisé, tout ça paraissait irréel. Un instant, je me suis demandé si ce n'était pas une sorte de test ou de farce réservée par les professeurs à tous les étudiants lors de leur première consultation.

Mais cette femme entrée en clopinant une heure plus tôt est ressortie nonchalamment du cabinet. Elle avait même oublié ses béquilles, restées contre le mur. Je suis allée jusqu'au parking pour les lui rapporter, alors qu'elle s'apprêtait à monter dans sa voiture. Lorsque je l'ai rattrapée, elle m'a remerciée brièvement. Je suppose que c'est le résultat qu'elle attendait d'une séance d'acupuncture. Je lui ai tendu ses béquilles, encore déboussolée, et l'ai remerciée à mon tour.

« Mais que diable as-tu fait ? » m'a demandé mon superviseur à mon retour. Je n'en avais aucune idée. Mais il m'a immédiatement paru évident, aussi tentant que cela puisse être, que je ne pouvais m'attribuer le mérite de ce qui venait de se produire. Tout d'abord, je n'étais pas certaine que l'envie soudaine de marcher de cette patiente, bien que spectaculaire, était si miraculeuse que ça. Après avoir passé une année avec des béquilles, il fallait bien que vienne le moment où elle aurait suffisamment confiance en elle pour s'en débarrasser. L'acupuncture l'avait peut-être assez soulagée pour qu'elle ait le sentiment que le moment était venu de faire une tentative. Il était également possible que j'aie joué le rôle de placebo en lui offrant l'assurance psychologique nécessaire pour se mettre debout.

Quoi qu'il en soit, cette expérience s'est avérée essentielle, car elle m'a permis de constater que les gens peuvent guérir de manière stupéfiante. Et j'ai senti pour la première fois qu'il était extrêmement gratifiant de guider les gens vers une santé meilleure – même si je ne suis pas tout à fait certaine de la *façon* dont cette guérison s'est concrétisée. Quand je contribuais à la diminution de la souffrance vécue par mes patients, cela donnait non seulement un sens à ce que je faisais, mais je sentais aussi que le destin était de la partie, aussi grandiloquent que cela puisse paraître. J'ai su ce jour-là que c'était ce que je voulais faire. Cette femme aux deux jambes brisées et sa réaction saisissante au traitement – que ce soit la conséquence de l'acupuncture, de l'effet placebo, d'une énergie plus large ou, comme je le crois aujourd'hui, de la combinaison de ces trois facteurs – m'ont ouvert la voie. J'ai commencé à comprendre avec plus de nuances et de profondeur que la guérison n'a rien de magique, et qu'il s'agit plutôt d'une interaction complexe entre des circonstances, des compétences et le champ énergétique du corps que les Chinois ont baptisé *qi*.

• • •

Les Chinois n'ont pas été les seuls à identifier une force vive jouant un rôle essentiel dans le maintien et le recouvrement de la santé. En fait, la plupart des grandes traditions culturelles ont repéré une énergie vitale régissant les processus physique et mental, et fournissent à tous les êtres humains un plan pour garantir santé et abondance.

Ces traditions très anciennes ont plus généralement observé que la vie comprend deux aspects : la matière et l'énergie. Elles ont considéré le corps comme de la matière et repéré que sa force vitale – baptisée *pneuma*, *prana* ou *souffle* – était l'énergie.

Bien entendu, les philosophes et scientifiques occidentaux ne sont pas étrangers à la quête de compréhension de ce qui nous rend vivants. Le philosophe grec Aristote a inventé le terme *enérgeia*

(« énergie », en grec), qui n'est pas directement traduisible en français. Aristote a lui-même eu du mal à définir ce qu'il entendait par ce terme, car il l'employait pour faire passer tout un éventail d'idées, dont l'une est liée à l'intention, au désir d'exprimer les décisions de l'esprit. Au XVIIe siècle, le terme anglais *energy* a été employé pour faire référence à la « puissance » et, au XIXe siècle, ce terme a pris un sens plus scientifique pour désigner une propriété qui doit être transférée à un objet pour produire un effort ou générer de la chaleur. En 1905, Albert Einstein a proposé un nouveau moyen de perception de la relation entre l'énergie et la matière dans un article renfermant la célèbre équation $E = MC^2$ – E correspondant bien entendu à l'énergie, M étant la masse (qui permet de mesurer la matière) et C^2, du latin *celeritas*, qui signifie « rapidité », faisant référence à la vitesse de la lumière.

Avant cela, des scientifiques avaient considéré que l'énergie était une propriété de la matière, mais la théorie d'Einstein faisait état d'une corrélation entre la matière et l'énergie. Elle signalait en outre que, parce qu'elle avait une masse, la matière possédait une quantité d'énergie intrinsèque. Les rares fois où la matière est totalement convertie en énergie, l'équation d'Einstein permet de calculer la quantité d'énergie produite.

Le principe de transformation de la matière en énergie peut paraître ésotérique, mais nous le connaissons tous. C'est ce qui se produit lorsque nous brûlons du bois pour créer de la chaleur. Il a conduit à l'invention de la bombe atomique. Mais l'inverse est-il vrai ? La matière est-elle simplement de l'énergie condensée ? C'est ce que suggère le big bang. Selon cette théorie, l'univers est né grâce à la conversion de l'énergie en matière. Mais c'est très difficile à prouver de manière pratique à l'aide du C^2 de l'équation d'Einstein – la vitesse de la lumière au carré. On a considéré que la création d'une vitesse suffisante – et par conséquent de suffisamment d'énergie – pour recréer un tel phénomène était une tâche impossible.

Tâche impossible jusqu'en 2012, année où des scientifiques de l'Organisation européenne pour la recherche nucléaire (CERN), au sein du laboratoire pour la physique des particules, situé près de Genève, sont parvenus à créer un boson de Higgs, parfois surnommé particule de Dieu*. Pour ce faire, deux particules – ayant circulé dans un anneau de 27 kilomètres de circonférence en partant de deux endroits opposés – sont entrées en collision, produisant une énergie extraordinairement élevée. Cette collision a eu lieu à l'intérieur du grand collisionneur de hadrons du CERN – l'accélérateur de particules le plus puissant du monde – dont la construction a demandé trente ans et coûté 6,4 milliards de dollars. Il est installé dans une région frontalière de la France et de la Suisse, à cheval sur les deux pays, et les scientifiques en font le tour à vélo.

La création du boson de Higgs a été un formidable succès, mais l'expérience a demandé l'utilisation d'une petite quantité de matière pour lancer le processus, ce qui signifie qu'elle n'a pas permis de conclure que l'énergie peut être transformée en matière, jusqu'à ce qu'en 2014, un groupe de physiciens de l'Imperial College London et de l'institut Max-Planck de physique nucléaire, situé en Allemagne, proposent une solution séduisante. Ils ont prouvé

* « Le boson de Higgs », CERN, lien consulté en février 2020, https://home.cern/fr/science/physics/higgs-boson.

mathématiquement qu'il était possible de faire entrer en collision deux particules de lumière (des photons) pour créer de la matière.

Selon le système de croyances judéo-chrétien, au premier jour de la Création, Dieu a dit : « Que la lumière soit. » À ce titre, lorsqu'elle transforme l'énergie pure en matière, la science s'aligne sur la spiritualité.

Dans la philosophie chinoise, la version Taoïste dit que, au début, il y avait le néant, d'où émane la dualité. Cette dualité – contenue dans la notion de *qi* ou « énergie de vie » – est composée de deux concepts opposés mais interconnectés : le yin et le yang. L'un n'existe pas sans l'autre. Ils se complètent tous les deux dans le monde, formant un tout. Le froid (le yin) n'existerait pas sans la comparaison à la chaleur (le yang). Le jour appartient au yang et la nuit, au yin. Mais, en médecine, le yin fait référence à la matière, ou plus précisément au corps – nos os, organes, muscles, vaisseaux sanguins. Le yang décrit la force vitale qui circule ou, comme je l'entends, l'intelligence de notre corps. Le yin et le yang créent un équilibre dynamique en nous. Le yin peut se transformer en yang et vice versa. Quand l'un se retrouve en excès, la quantité de l'autre diminue et inversement. Leur relation évolue en permanence. Selon la MTC, des influences à la fois externes (comme des germes ou une mauvaise alimentation) et internes (par exemple des émotions, ainsi que nos gènes) jouent sur le yin et le yang.

La médecine chinoise expliquait également, il y a plusieurs millénaires, la conséquence des facteurs externes sur la dimension interne – un peu comme la recherche épigénétique actuelle, qui laisse par exemple entendre que la nourriture que nous consommons peut entraîner une modification néfaste de notre ADN.

De même, les préceptes de la MTC indiquent qu'une émotion négative extrême ou non exprimée issue d'expériences vécues dans l'existence peut déclencher l'apparition d'une maladie, engendrer une stagnation ou générer un blocage. C'est là que la médecine énergétique entre en scène, en contribuant à rétablir la circulation de l'énergie par le biais d'un rééquilibrage du yin et du yang et d'une revitalisation du *qi*.

La philosophie chinoise pose également comme postulat que notre champ énergétique personnel fait partie d'un champ énergétique plus vaste connu sous le nom de « Tao ». Le Tao, dont on dit qu'il est tellement infini qu'il défie toute description, est l'ordre naturel de l'univers et renferme toutes nos expériences en tant qu'êtres humains. Le texte chinois *Hsin-Hsin Ming* du VIe siècle (qui se traduit par « les vers de la foi et de l'esprit ») décrit le Tao « comme un vaste espace dans lequel rien ne manque et rien n'est en excès* ».

Cela paraît plutôt paisible, n'est-ce pas ? Normalement, sauf que chaque sentiment que l'on éprouve, chaque pensée qui apparaît, chaque action que nous menons génère une onde perturbatrice dans le Tao, comme un galet lancé sur un lac calme. Et ces ondes influent non seulement sur nous, mais également sur tout le monde, car, comme nous le rappelle le *Hsin-Hsin Ming*, en tant qu'individus, nous « ne sommes pas deux » – à savoir que « rien n'est séparé, rien n'est exclu » du Tao. Autrement dit, tous les êtres vivants sont étroitement liés.

---

* Troisième patriarche Ch'an Chien-chih Seng-ts'an, *Hsin-Hsin Ming*, Faith Mind Inscription, http://www.sacred-texts.com/bud/zen/fm/fm.htm.

Cette interconnexion, à travers le Tao, notre contenant commun – auquel il est parfois fait référence en médecine énergétique sous le terme « champ énergétique universel », – peut également avoir des répercussions sur l'une des plus étranges découvertes de la physique quantique : la notion de non-localité. Des scientifiques ont découvert que lorsque des particules subatomiques (plus petites qu'un atome) sont séparées, elles se comportent comme si le temps et l'espace n'existaient pas et communiquent instantanément entre elles. Si une particule prend une « décision », l'autre est immédiatement au courant et réagit. Par exemple, quand un laser pointe sur un certain type de cristal, les particules de lumière se divisent et se retrouvent enchevêtrées, même à une distance importante les unes des autres. Dans ce cas, on a observé que l'un des photons appariés tournoie vers le haut tandis que son partenaire tournoie vers le bas. Cet équilibre dynamique rappelle de manière saisissante la relation observée par les Chinois entre le yin et le yang. En outre, cette communication entre les particules se produit probablement instantanément, car la vitesse atteinte est au moins 10 000 fois supérieure à celle de la lumière. Ce phénomène laissait Einstein perplexe, car il était persuadé d'avoir prouvé que la vitesse de la lumière était la vitesse maximale atteignable dans l'univers. En référence à ce phénomène, il parlait avec dédain d'« actions fantasmagoriques à distance* », mais dans l'univers de la physique quantique, il est désormais établi que ces « actions fantasmagoriques » sont bien réelles. En outre, ces particules se

* Hughes, Clyde, « Einstein Wrong about "Spooky Action at a Distance" » Newsmax, https://www.newsmax.com/thewire/albert-einstein-spooky-action-at-a-distance/2018/05/10/id/859478/.

retrouvent définitivement entremêlées, se comportant comme si elles ne constituaient qu'une seule et unique entité – même lorsqu'elles sont physiquement très éloignées.

Les physiciens soutiennent que, dans la mesure où les êtres humains sont constitués de milliards d'atomes, nous sommes plus susceptibles de réagir aux lois statistiques qu'aux lois quantiques.

Et s'ils avaient tort ?

Et si nous étions interconnectés d'une façon que nous ne comprenons pas encore ?

Et si nous étions liés et influencés par un vaste champ énergétique correspondant au phénomène que les Chinois ont jadis baptisé Tao ?

• • •

Je pense que les humains sont peut-être « enchevêtrés » de façon similaire, ce qui nous connecte à un champ énergétique plus vaste. Cette pensée me vient le plus souvent pendant que je prends en charge un patient. J'accède à la majeure partie des informations le concernant par l'intermédiaire des procédures classiques de la MTC – prise du pouls, observation de la langue (il existe tout un système de diagnostics se basant sur la forme et la texture), antécédents médicaux – mais je glane parfois des données autrement. Récemment, j'ai eu en consultation un jeune homme se prénommant Alex, patient de longue date, que je suis régulièrement depuis plus de dix ans. Son médecin lui avait diagnostiqué une pneumonie. Malgré un traitement antibiotique suivi jusqu'au bout, il avait encore une toux très prononcée et restait extrêmement fatigué. Ces deux symptômes suffisaient pour que je lui recommande de revoir son généraliste.

Ses médicaments auraient dû le soulager davantage et, manifestement, il ne se sentait toujours pas bien. Je sais d'expérience que je peux ressentir des zones de stagnation dans le champ énergétique d'une personne en déplaçant mes mains juste au-dessus de son corps, sans le toucher. Je sens alors les zones plus denses qui m'empêchent de déplacer facilement mes mains. J'ai trouvé une zone de ce genre au niveau du poumon droit d'Alex. J'ai laissé ma main immobile au-dessus de cette zone tout en essayant de comprendre ce que je ressentais. J'ai eu un pressentiment. Je devais avoir l'air inquiète, car Alex a cru bon de me faire remarquer : « Oh, j'ai oublié de le mentionner, mais cet endroit est un peu douloureux. » Il a qualifié cette gêne de « douleur vive ». Il a poursuivi en expliquant qu'il faisait de son mieux pour se reposer et récupérer, car il devait se rendre en Europe le lendemain pour le travail.

« Tu ne peux pas prendre l'avion demain sans aller voir ton médecin », lui ai-je déclaré avec une certaine conviction. Mon ton brusque m'a même surprise. J'avais ressenti de la crainte en prononçant ces mots, mais je ne savais pas expliquer pourquoi, et j'ai très vite radouci mon discours pour ne pas paraître trop alarmiste. « Je veux dire par là qu'il me semble important de signaler à ton médecin que le traitement antibiotique n'a pas fait grand-chose, ai-je ajouté en essayant de rester rationnelle. Et il devrait jeter un œil à tes poumons, car tu ne devrais plus avoir de douleurs maintenant. » Mon conseil reposait certes sur une base médicale, mais la gêne que j'avais ressentie était également fortement de l'ordre de l'intuition. Quand je travaillais en unité de soins palliatifs, j'étais de temps en temps en relation avec un médecin fantastique qui disait : « Si ton patient est dans le coma et que tu te sens mal à l'aise, il se sent probablement lui aussi mal à l'aise. » Il voulait dire que nous pouvons intuitivement capter des choses auprès de nos patients. Cela peut en partie être dû au fait que notre expérience de praticien est tellement ancrée en nous que l'on a l'impression que notre expertise est comme une seconde nature. Et, pourtant, je suis persuadée qu'il se passe aussi autre chose, comme avec Alex. Ma peur me paraissait tellement écrasante et disproportionnée à cet instant que j'étais persuadée de ne pas seulement récupérer des informations auprès d'Alex, mais aussi dans le champ grâce auquel nous sommes tous reliés.

Ce soir-là, la femme d'Alex m'a appelée depuis l'hôpital. Ils avaient décidé de le garder en observation pour la nuit. Il s'était consciencieusement rendu chez son médecin dans l'après-midi et avait découvert que la pneumonie n'était pas le bon diagnostic. En fait, ses symptômes étaient ceux d'une embolie pulmonaire, à savoir l'obstruction de l'une de ses artères pulmonaires. Son médecin lui a expliqué que s'il avait pris l'avion, il aurait pu faire une crise cardiaque à cause de la restriction du flux sanguin au niveau des poumons.

J'ai bien conscience que ce genre d'histoire puisse paraître étrange. En fait, je me demande souvent si ces événements se sont bien déroulés comme dans mes souvenirs. Avec le temps, il peut arriver que j'y décèle des failles et que j'y mette un peu plus de rationalité. Pourtant, chaque fois que je vis ce genre d'épisodes – et il se produit inévitablement quelque chose qui ravive mon sens de l'extraordinaire –, je franchis un cap dans la compréhension du réseau de connexions énergétiques qui est à la base de notre faculté de guérir seuls, ainsi que de soigner les autres. Par conséquent, bien que m'interrogeant sur mes expériences, ce que je fais toujours, et recherchant des explications, j'ai aussi, simultanément, acquis une certaine foi en moi en tant que vecteur de l'énergie de guérison, et en l'univers en tant que source.

Si je suis persuadée que n'importe qui peut développer sa propre énergie de guérison, j'ai fini par comprendre que des expériences rendent certaines personnes plus à l'écoute de celle-ci que d'autres. Les personnes très en phase avec l'énergie circulant autour d'elles présentent souvent la caractéristique d'avoir vécu un traumatisme ou enduré un stress aigu étant jeunes. C'est assurément le cas en ce qui me concerne.

Ma mère était une femme malheureuse et inquiète. Élevée dans une famille qui la maltraitait, elle a cherché à fuir en épousant mon père à l'âge de 20 ans. À 21 ans, elle a eu un bébé – moi –, puis un autre enfant, mon frère, trois ans plus tard. Malgré son intention d'échapper à la maltraitance en fondant une famille, elle s'est retrouvée face à d'autres difficultés.

Mon père était un pilote de moto professionnel célèbre en Angleterre à l'époque, car on le voyait souvent à la télévision. Il était sponsorisé par un grand constructeur de motos et constamment sur les routes, allant courir aux quatre coins de l'Europe. L'un de mes tout premiers souvenirs est un tour d'honneur en sa compagnie – assise sur sa moto – pour fêter une victoire lors d'une course de motocross. Le bruit des motos et le rugissement d'une foule enthousiaste étaient excessifs pour une enfant de 2 ans. Je me souviens d'avoir pleuré jusqu'à ce que l'on me remette dans les bras de ma mère pour un peu de réconfort.

Je n'ai pas été la seule à être abasourdie par le succès de mon père : ma mère, tout juste sortie de l'adolescence, avec deux enfants en bas âge, avait du mal à faire face, surtout avec un mari constamment absent. La mère de mon père vivait juste à côté, mais au lieu d'apporter son aide, elle émettait sans arrêt des critiques frisant souvent le mépris. Ma grand-mère avait eu une éducation privilégiée et elle n'avait jamais accepté le mariage de mon père, qu'elle jugeait indigne de lui. Bien qu'étant prédicatrice laïque au sein de l'Église méthodiste, elle ne manquait jamais une occasion de juger ma mère. Jeune, vulnérable et se sentant dépassée, cette dernière a commencé à craquer.

Elle a souffert d'une maladie mentale à une époque où l'on n'y était pas particulièrement sensibilisé. Les soins ou traitements psychiatriques actuels n'existaient pas. Si l'on s'était occupé correctement de ma mère, je suppose qu'elle aurait bénéficié d'un traitement pour sa grave dépression, ainsi que pour ses accès de colère empreints de paranoïa. Elle aurait peut-être réussi à trouver son équilibre suffisamment tôt pour ne pas connaître l'angoisse et les explosions de colère qu'elle subissait pendant cette période. Or elle a été mal prise en charge, et on a fini par lui administrer des chocs électriques à répétition, qui l'ont mise à plat et laissée sans émotions pendant des mois, ont engendré une perte de mémoire définitive et lui ont donné le sentiment d'être déconnectée.

Je comprends aujourd'hui qu'elle essayait de s'occuper de deux enfants en bas âge alors qu'elle était dans des conditions psychologiques intenables. Mais avec mes yeux d'enfant, je voyais une mère imprévisible et terrifiante : elle était adorable et, l'instant d'après, elle hurlait et se montrait violente. Mon état d'esprit passait d'un instant à l'autre de *elle va me tuer* à *elle ne va pas me tuer*, alors j'oscillais entre la peur et l'amour. J'avais trois ans de plus que mon frère et me sentais responsable de notre sécurité à tous les deux. Je devais donc déchiffrer avec minutie les humeurs de ma mère, donnant l'impression que c'était une question de vie ou de mort. J'ai grandi en étant extrêmement vigilante, scrutant les adultes de mon entourage à la recherche de signaux non verbaux. Je prêtais notamment attention au visage et au corps de ma mère, surveillant ses mâchoires menaçantes ou la rapidité de ses gestes, annonciatrices d'une tempête. L'un des souvenirs les plus vivaces de mon enfance est celui d'un après-midi au cours duquel j'étais à même le sol en position fœtale, mon frère devant moi tandis que j'enlaçais nos têtes avec mes bras pendant qu'elle nous rouait de coups, en proie à un violent trouble émotionnel.

Mais la souffrance éprouvée au cours de mon enfance m'a, selon moi, également aidée à cultiver – instinctivement, si ce n'est consciemment – une perception dynamique nécessaire aux soins énergétiques. Bien des années plus tard, alors que je cherchais à développer ma pratique, j'ai rencontré une femme qui a formé de nombreux médiums parmi les plus célèbres. Elle m'a expliqué qu'un traumatisme est souvent également lié aux capacités psychiques : les personnes au parcours instable sont plus enclines à avoir des pressentiments et recueillent plus facilement des informations dans le champ énergétique.

Dans mon cas, cela s'est confirmé lorsque, après les attaques terroristes du 11 septembre 2001 contre le World Trade Center, j'ai pris en charge à New York une équipe d'agents du FBI qui souffraient d'une détresse extrême. Ils s'en voulaient, se rendant littéralement malades d'être passés à côté d'une information, de l'indice qui aurait permis d'empêcher ces attentats. Leur prise en charge a été fascinante – et ce pour chacun d'eux –, car ils sentaient mes aiguilles *avant* qu'elles ne pénètrent leur peau. Allongé sur la table, les yeux fermés ou fixant le plafond, chacun d'eux tressaillait systématiquement avant que je ne positionne l'aiguille sur leur bras, jambe ou pied. Certains diraient peut-être que ces agents étaient dans un tel état de vigilance qu'ils tressaillaient probablement dès que quelque chose les approchait. Mais, en médecine chinoise, nous dirions qu'ils avaient déplacé leur *qi* – ou, plus précisément, leur *wei qi* (que l'on traduit par « énergie de défense ») – en dehors de leur corps de manière à être en permanence sur leurs gardes. Déjà dévastés par la tragédie qui venait de se produire, ils passaient désormais leurs journées à dépouiller des renseignements afin de déterminer si une autre attaque était imminente. Résultat, ils étaient singulièrement réceptifs à l'énergie qui les entourait – au point d'être capables de ressentir physiquement à l'avance le contact d'un élément avec leur peau.

Malgré mon enfance difficile, je considère avoir bénéficié d'une éducation typiquement britannique. Mes grands-parents m'ont payé des études onéreuses dans des établissements privés, dans lesquels je tentais de me fondre, en faisant en sorte de cacher ce qui se passait à la maison. L'envie très marquée de me faire accepter et la honte éprouvée en raison de ma différence entraînaient une attirance irrésistible pour une existence conventionnelle. Le pire que je pouvais imaginer était d'être considérée comme quelqu'un de bizarre. Il m'arrive encore parfois de lutter contre le sentiment que mon métier de thérapeute énergéticienne n'est pas une voie acceptable, que j'étais faite pour vivre dans une maison de campagne dans mon Yorkshire natal, avec une cuisinière AGA et tout un tas de gosses et de chiens, m'autorisant paisiblement à exploiter mes perceptions extrasensorielles dans les limites rassurantes de la tradition.

Après l'université, la voie d'une existence traditionnelle était toute tracée. J'avais d'abord travaillé comme courtier de change, m'étais fiancée à 25 ans – à mon patron, ce qui ne correspondait peut-être pas totalement à ma volonté de respecter les conventions

–, avant de lever des fonds pour une fondation créée par des membres de la famille royale britannique. Mais quand, trois ans plus tard, je me suis séparée de mon mari quelques semaines après avoir donné naissance à ma fille (épouser le patron s'était avéré une mauvaise idée), je me suis retrouvée dans une telle spirale infernale que je me suis lancée dans une existence complètement nouvelle et largement moins conventionnelle.

Je suis partie m'installer avec mon bébé à Key West, en Floride, afin de travailler au sein d'une société de vente par correspondance. Leur catalogue proposait tout un attirail ciblant la communauté homosexuelle. Je passais le plus clair de mon temps à rédiger des articles du catalogue – ce que je pouvais faire depuis n'importe quel endroit. Je prenais donc mon ordinateur portable (de la première génération des ordinateurs Apple, ce qui s'apparentait à transporter un four à micro-ondes), un parasol, une chaise pliante et mon Emma, en direction de la plage, où je restais assise pendant des heures à faire mon « boulot ».

Mais c'est aussi à Key West que je me suis passionnée pour l'acupuncture. Je suis allée consulter un praticien qui m'avait été recommandé par une femme rencontrée dans un magasin d'alimentation naturelle dans lequel je m'étais rendue et à qui je m'étais plainte de souffrir de diverses affections mineures mais agaçantes. J'ai été carrément subjuguée par le rituel – ces fines aiguilles rétablissant mon équilibre – et la guérison rapide qui a suivi. Curieuse d'en savoir plus sur cette technique phénoménale, j'ai donc demandé au praticien si je pouvais assister à certaines consultations avec la permission de ses patients.

J'étais arrivée à Key West au début des années 1990 comme mère célibataire de fraîche date, au moment où de jeunes homosexuels arrivaient en masse sur l'île, s'exilant de leur famille et de leur communauté, ostracisés pour avoir contracté le sida. Ils faisaient partie des personnes les plus incroyables qu'il m'ait été donné de rencontrer, brillantes, chaleureuses et prometteuses – il était vraiment difficile d'imaginer qu'ils allaient devoir quitter cette terre plus tôt que prévu. Nombre d'entre eux sont devenus des patients de l'acupuncteur que j'observais, et j'ai étudié le traitement qu'il leur dispensait. C'était un excellent praticien et un fervent défenseur de la communauté homosexuelle. Je l'ai vu prendre soin de ces hommes, les soutenir à mesure qu'ils devenaient plus maigres et pâles. J'ai vu le soulagement sur leur visage lorsqu'il parvenait à apaiser leur douleur et à leur offrir un peu plus de temps dans ce corps qui les trahissait complètement. J'y ai également vu une occasion pour moi. Je ressentais vaguement l'ombre de la vocation. Je savais au plus profond de moi que je souhaitais apporter le même type de libération et de soutien. J'avais également la volonté d'apprendre la médecine orientale conjointement avec la médecine occidentale. Je tenais à faire partie d'une communauté médicale rigoureuse et respectueuse des deux univers. J'ai donc déposé ma candidature pour entrer au Pacific College of Oriental Medicine de San Diego, en Californie – l'une des meilleures écoles des États-Unis pour étudier la médecine d'Asie de l'Est –, candidature retenue pour suivre un master de sciences.

Je ne savais pas trop à quoi m'attendre, mais la médecine orientale s'est révélée un champ d'étude passionnant. Les acupuncteurs sont certifiés dans la plupart des États américains et font donc partie de la communauté médicale américaine au sens large. Cela signifie qu'ils ont l'obligation de suivre bon nombre de cours dispensés à n'importe quel étudiant en médecine – comme l'anatomie (avec des cadavres), la chimie, la biophysique, la physiopathologie, la pharmacologie et les méthodes de recherche. Ces cours sont liés à ceux portant sur la philosophie chinoise et l'impact de cette dernière sur les diagnostics et les traitements. Lorsque je me suis lancée dans l'apprentissage de la phytothérapie et de la localisation des points d'acupuncture, tout en me plongeant dans la biologie et la physique, j'ai eu une révélation : la dichotomie (et par là même le conflit) s'exprimant dans mes études était précisément celle contre laquelle luttaient les scientifiques depuis des siècles –, à savoir la relation entre la matière et l'énergie.

Le saviez-vous ?

La médecine occidentale repose sur les travaux de sir Isaac Newton, ce physicien du XVIIe siècle considéré comme le père de la science moderne. Pour Newton, l'univers était un énorme système mécanique au sein duquel l'espace et le temps étaient absolus*. Et c'est sur cette base que l'on apprend aux médecins à considérer le corps comme une machine contrôlée par le cerveau par le biais du système nerveux et constituée d'autres systèmes aux fonctions diverses qui peuvent donc avoir des défaillances. Mais la pensée orientale est toujours partie du principe que nous sommes par essence énergétiques – que nous sommes en réalité un condensé d'énergie.

* Newton, sir Isaac, *Principes mathématiques de la philosophie naturelle*, traduit par Émilie du Châtelet, Ferney-Voltaire : Centre international d'études du XVIIIe siècle, 2015.

En quatrième année d'école d'acupuncture, on me considérait suffisamment compétente pour travailler en hôpital sous la supervision de quelqu'un. On m'a envoyée dans une unité de soins palliatifs, ce qui était parfait pour exploiter mes qualités intuitives et mes compétences en termes de soins. J'ai également découvert la nature profonde du travail sur les énergies, tout comme le rôle à jouer dans ce domaine.

Dans cette unité de soins palliatifs, j'étais en compagnie de personnes de tous âges ayant toutes sortes de maladies. Le seul point commun – en dehors de l'audace singulière dont chacune faisait preuve sur la voie du trépas – était qu'elles allaient effectivement devoir nous quitter. J'ai très vite pris conscience que, pour être une praticienne efficace, j'allais devoir mettre mon ego de côté et renoncer à ma conception des moyens à employer pour soigner ces patients.

Quelques mois après mes débuts, on m'a demandé de prendre en charge un Irlandais qui avait la quarantaine – soit une dizaine d'années de plus que moi seulement. Il était en train de mourir d'un cancer et souffrait énormément. Je me sentais solidaire, car il était lui aussi expatrié, loin de chez lui et seul sans sa famille. Je suis allée directement vers lui et ai commencé à lui masser les pieds et les jambes. Cela semblait ne le soulager que légèrement. J'ai passé en revue mentalement et avec empressement les options qui s'offraient à moi et eu un éclair d'inspiration : j'allais essayer une technique de massage chinoise que je venais d'apprendre, baptisée Pok, et qui nécessitait que je fasse rouler cet homme sur le ventre, que je forme une coupe avec mes mains et que je frappe son dos afin qu'il expulse le mucus de ses poumons. Il a toussé avec une grande intensité. Je l'ai de nouveau fait rouler sur le dos. Il n'a rien dit et je lui ai massé doucement les tempes.

« Est-ce que je peux faire quelque chose d'autre pour vous ? » lui ai-je demandé.

Il a fait un signe poli de la tête.

« Oui, a-t-il répondu. Arrêtez, s'il vous plaît. »

J'ai ôté mes mains de sa tête.

Il m'a souri et a ajouté :

« Cela vous dérangerait de m'écouter ? »

Puis il m'a invitée du regard à m'asseoir à côté de lui. Je me suis exécutée, il a pris ma main et a commencé à me parler de la petite ville irlandaise dont il était originaire. Il m'a décrit la ferme dans laquelle il avait grandi, raconté que son père avait travaillé très dur et parlé des caractères différents de ses nombreux frères et sœurs, ainsi que du sentier qu'il empruntait pour se rendre à l'école. À mesure qu'il déroulait son histoire, son corps et son esprit se sont animés, et il a repris des couleurs. J'étais heureuse de le voir ainsi plein de vie. On m'avait confié que son souhait le plus cher était de rentrer s'éteindre en Irlande. Lorsque je l'ai quitté cet après-midi-là, je m'attendais à ce qu'il meure dans l'unité de soins palliatifs. Mais, dans les jours qui ont suivi, il a repris des forces, bien qu'étant encore très malade, et ses médecins ont jugé qu'il était en état de prendre l'avion. Il est donc reparti en Irlande et il est décédé dans la maison familiale.

En y repensant, je me suis rendu compte qu'avant que cet adorable Irlandais me demande courtoisement d'arrêter, je l'avais traité comme une poupée de chiffon, le tournant dans un sens, puis dans l'autre, dans le but de le soulager, mais également avec l'espoir d'obtenir des résultats fantastiques. Si j'avais laissé mon ego de côté, j'aurais su que mes remèdes étaient inutiles. Il le savait, mais avait simplement eu la gentillesse de me laisser exécuter mes techniques. J'ai alors pris conscience que si je m'estimais capable de réparer les gens ou de les faire aller mieux, mon travail allait être une expérience écrasante, source de frustration. Mais si je parvenais à percevoir comment me mettre au service de mes patients, accéder à leurs souhaits et rendre leur fin de vie la plus paisible possible, mon métier aurait alors un sens.

Le caractère inévitable du sort qui attendait les patients de cette unité de soins palliatifs, bien que triste, m'a formée à l'énergie dynamique de la mort. Nous avons tendance à considérer ce passage comme une fin, même en des termes médicaux explicites, comme défaillance ou insuffisance (insuffisance cardiaque, insuffisance hépatique, insuffisance rénale), mais dans mes fonctions au sein de l'unité de soins palliatifs, je me suis mise à le percevoir comme une transformation.

Le saviez-vous ?

Dans le Taoïsme, on décrit le processus de la mort avec le terme *shijie* ou « libération du corps ». De même, un physicien vous dira que la première loi de la thermodynamique affirme que l'énergie totale d'un système isolé est constante. L'énergie peut passer d'une forme à une autre, mais ne peut être créée ou détruite. Et je suis maintenant persuadée que cela vaut également pour l'énergie de l'être humain : au moment de la mort, l'énergie quitte le corps, mais ne disparaît pas. Elle est de nouveau absorbée par le champ énergétique global au sein duquel nous évoluons tous.

Dans la médecine chinoise, l'énergie d'une personne mourante est considérée comme dynamique, car le yin (la substance et la forme, comme le corps) et le yang (la dimension énergétique de l'individu) se séparent alors. Le yin et le yang sont constamment en relation tout au long de notre vie, créant l'équilibre et le déséquilibre. Mais, au moment de la mort, lorsque le yin parvient au bout du chemin, le yang devient chaotique et n'est plus ancré, créant alors un champ énergétique extrêmement intense. En travaillant avec les patients de l'unité de soins palliatifs, j'ai découvert que l'acupuncture, qui peut avoir une influence positive sur le champ énergétique de la personne, contribuait à remettre de l'ordre dans ce chaos. Elle soulageait, certes temporairement, les patients de la souffrance endurée pendant qu'ils étaient en train de mourir.

Avec l'expérience, j'ai pris de l'assurance pour guider ces personnes dans la séparation intense du yin et du yang, et j'ai découvert que si je plaçais mes mains 6 ou 7 centimètres au-dessus de leur tête, je sentais leur énergie me frapper la paume. C'était une vibration bien distincte, proche de la tape. Et, à partir de là, j'ai commencé à échafauder ma propre interprétation de l'anatomie énergétique – à savoir une compréhension de la circulation de l'énergie dans l'organisme. Je me suis basée sur ma propre expérience, mais aussi sur diverses cultures et philosophies. À l'école d'acupuncture, on m'avait enseigné le fonctionnement des canaux énergétiques (parfois également désignés sous le terme « méridiens »), sortes d'autoroutes que l'on peut cartographier sur le corps et sur lesquelles figurent les points d'acupuncture. Mais en unité de soins palliatifs, lorsque je ressentais en divers endroits l'énergie des patients, j'ai mélangé les principes de la carte énergétique de la MTC et la notion de chakras. Les chakras sont un concept ayant pour origine diverses philosophies orientales, considérés comme les centres de l'énergie psychique du corps subtil ou corps énergétique. En sanscrit, ce terme signifie « roue », et chacun de ces chakras se trouve dans un endroit du corps contenant des points de jonction de nerfs et des organes importants. J'en ai tiré la conclusion que les chakras sont les endroits où l'énergie entre et sort du corps, tandis que le système de canaux explique la façon dont l'énergie se déplace à l'intérieur du corps. Par conséquent, lorsque j'avais la main au-dessus de la tête d'une personne mourante, ressentant une tape contre ma paume, il s'agissait de son énergie en train de quitter son corps par le chakra couronne. Au fil du temps, je suis devenue suffisamment chevronnée pour déterminer si les gens étaient ou non sur le point de mourir en fonction de l'intensité avec laquelle leur énergie me frappait la main.

Ironie de l'histoire, alors que je soutenais les patients mourants en unité de soins palliatifs, la vie de ma mère était en train de prendre fin au terme d'une lutte de quatre ans contre un cancer du sein. Lorsque mon père m'a appelée pour me dire que le décès de ma mère était apparemment imminent, j'ai pris l'avion pour l'Écosse, où mes parents vivaient. Je suis entrée dans la chambre, tenant ma fille de 8 ans par la main, et j'ai constaté que ma mère avait déjà franchi le stade le plus difficile : elle était en train de rendre les armes. Une fois adulte, j'avais passé une grande partie de ma vie à essayer de la réconforter après la période difficile que nous avions vécue au cours de mon enfance. Je l'avais emmenée consulter des médecins, des psychiatres et participer à des ateliers sur l'estime de soi – et, bien entendu, je lui avais fait des séances d'acupuncture. Malgré une certaine stabilité, elle n'a jamais été une personne que je qualifierais d'heureuse. Nous avons tout de même réussi à avoir une relation durable. J'avais suffisamment mûri pour me débarrasser de mon ressentiment et de mes regrets à propos de mon enfance. Je savais qu'elle avait fait de son mieux, vu les circonstances. J'avais conscience du caractère extrême des sacrifices qu'elle avait consentis à cause de la maternité – elle avait dû endurer les fardeaux ordinaires tout en ayant maille à partir avec sa vie intérieure, essayant de maîtriser son esprit. Je me retrouvais maintenant auprès d'elle, alors qu'elle avait atteint le bout du chemin, disposée à exploiter les connaissances acquises en unité de soins palliatifs pour la guider. Je me suis assise à côté d'elle. « Je suis là, maman », ai-je murmuré. Elle a serré ma main. Cela faisait plusieurs jours qu'elle n'était consciente que par intermittence. Je suis persuadée qu'elle attendait mon arrivée. Nous avons mis des morceaux de guitare classique qu'elle adorait et ouvert la fenêtre pour laisser pénétrer un peu de soleil et d'air frais dans la chambre – ce qui n'est pas un mince exploit en Écosse, où le beau temps se fait rare –, et je lui ai administré un traitement d'acupuncture léger afin d'apaiser ses sensations pénibles. Après avoir assisté à de très nombreux décès en unité de soins palliatifs – avec la défiance et la lutte instinctives associées au franchissement de ce cap –, j'ai constaté que ma mère acceptait son sort avec grâce. C'était étrangement un plaisir de voir cette femme versatile afficher un tel calme. Je n'avais pas encore pris conscience à quel point la volonté d'offrir à ma mère la paix sur son lit de mort était devenue l'objectif central de ma vie d'adulte, jusqu'à ce qu'une amie me dise dernièrement : « Il est intéressant, n'est-ce pas, qu'après une enfance effrayante comme la tienne, dispenser des soins aux autres en les rassurant soit devenu ton métier ? »

J'ai ouvert mon cabinet d'acupuncture à New York en 1999. J'avais alors 35 ans, j'étais la maman dévouée d'une fillette de 9 ans et je sortais depuis peu avec un collègue acupuncteur qui se prénommait Noah – et qui allait par la suite devenir mon mari. Mon cabinet était une très petite pièce que je louais, située au milieu d'un ensemble de bureaux, dans un immeuble proche d'Union Square. Mais ma petite affaire a très bien marché dès le départ. Au bout de deux ans, mon cabinet était constitué de quatre pièces, et je voyais plus d'une centaine de patients par semaine, surtout attirés par le bouche-à-oreille. Les demandes de rendez-vous étaient si nombreuses que j'ai dû mettre en place une liste d'attente.

L'un de mes premiers clients, Andrew, cadre supérieur dans un établissement financier, était un brillant trader. Il venait chaque semaine en hélicoptère pour son mal de dos. Un an après le début de notre collaboration, Andrew est arrivé un jour à son rendez-vous en affichant un air plus grave que d'habitude. Lorsque nous nous sommes assis pour discuter, comme nous le faisions toujours avant une séance, il m'a appris qu'on lui avait diagnostiqué un cancer de la prostate. Mais il était armé d'un optimisme plein de dignité et déterminé à recouvrer la santé. Dans la conversation, à un moment, il m'a regardée et a dit : « Je pense que nous pouvons surmonter ça ensemble. »

J'étais terrifiée. Depuis le début de mon activité, j'avais expérimenté de temps en temps la canalisation de l'énergie par le biais de mes mains et dans les aiguilles quand ça me paraissait adapté. Je n'étais pas encore capable de diriger cette énergie sur commande, mais parfois, quand je la sentais présente et disponible, je la faisais circuler. Et il arrivait que les patients remarquent alors une différence. Certains disaient ressentir une décharge, tandis que d'autres remarquaient une chaleur ou des picotements. Et des patients ont à plusieurs reprises fait allusion à mes « mains magnétiques ». Mais je n'avais jamais pris en charge un patient souffrant d'une maladie mettant sa vie en danger – en tant qu'acupuncteur ou autre. En outre, je n'avais jamais conseillé à mes patients de s'en remettre à l'acupuncture ou à n'importe quelle autre médecine douce sans consulter au préalable un médecin. Je crois fermement à la force des partenariats de la médecine intégrative.

Mais Andrew avait anticipé mes réticences. Il avait passé un accord avec ses médecins (n'étant pas du genre à laisser les choses au hasard, il avait été pris en charge à l'hôpital universitaire Johns-Hopkins, puis avait demandé un second avis au centre de traitement et de recherche sur le cancer Sloan-Kettering) : Andrew pouvait prendre trois mois – ses médecins estimaient que son cancer évoluait lentement et ne nécessitait qu'une simple surveillance. Nous devions travailler ensemble pour voir s'il parvenait à faire baisser seul son score de Gleason (échelle utilisée par les médecins pour évaluer la gravité du cancer de la prostate) – qui était de 6,7. Malgré un score élevé pour adopter une approche attentiste, son PSA (antigène spécifique de la prostate) était faible, ce qui était rare. Andrew souhaitait se débarrasser de son cancer, bien entendu, mais il était également déterminé à ne pas subir l'intervention chirurgicale conseillée aux derniers stades du cancer de la prostate, qui fait courir un risque d'impuissance, entre autres.

Nous avons donc défini les contours de notre collaboration. Je lui dispensais des traitements d'acupuncture hebdomadaires et décidais de la concoction de préparations à base de plantes avec des praticiens plus expérimentés que moi à l'époque. Lorsque je pouvais, je mettais l'accent sur l'énergie de guérison au cours de nos séances. C'était une transition déconcertante pour moi. J'étais tantôt contente, tantôt désorientée. *Qu'est-ce que je suis en train de faire ?* me suis-je plus d'une fois demandé. En unité de soins palliatifs, j'avais travaillé avec des personnes atteintes d'un cancer, mais elles allaient indéniablement mourir. Dans ce cas précis, on me demandait d'aider quelqu'un à inverser le cours de sa maladie. C'était à mes yeux une responsabilité très importante, et il m'était donc légitimement impossible de ne pas douter de moi-même. Mais Andrew avait presque plus foi en moi que moi-même. Nous avons abordé l'importance de l'approche holistique pour tenter une transformation de son état de santé. Je lui ai conseillé d'explorer des traumatismes et conflits passés afin de faire remonter à la surface une souffrance émotionnelle non résolue, laquelle peut bloquer l'énergie dans certaines parties du corps. L'absence d'une circulation fluide peut compliquer la restauration d'une santé satisfaisante. Motivé comme jamais, Andrew a contacté des membres de sa famille qu'il avait évités au lieu d'affronter ses difficultés émotionnelles. Il s'est tourné vers sa communauté catholique pour obtenir du soutien et se reconnecter à la force mystérieuse qu'il sentait opérer dans le monde. Il surveillait son alimentation et faisait régulièrement de l'exercice. Tout ce que j'avais conseillé à Andrew – l'acupuncture, le travail sur l'énergie, la guérison émotionnelle, la connexion avec l'esprit, un mode de vie sain – était destiné à faciliter sa guérison, sur la base de ce que je savais de l'intelligence innée et du désir du corps de guérir grâce aux énergies.

J'ai également senti l'énergie me traverser avec une vigueur sans précédent. Depuis, j'ai appris que cela se produit quand je m'occupe d'une personne qui en a cruellement besoin. J'ignore si cela signifie que l'énergie est plus puissante ou que la personne y est plus réceptive – c'est peut-être un peu des deux. Quoi qu'il en soit, l'énergie s'est exprimée en moi en me procurant une sensation physique particulière : mon dos s'est positionné bien droit et j'ai senti des picotements dans tout le corps. C'était rafraîchissant, comme si de l'eau pétillante parcourait ma colonne vertébrale.

À la fin des trois mois accordés, Andrew a consulté ses médecins, qui lui ont fait une nouvelle biopsie. À notre grande surprise, empreinte de soulagement, l'examen a montré qu'il n'y avait plus aucune trace du cancer. Lorsqu'il a essayé de dire à ses médecins que l'acupuncture et les plantes chinoises au goût atroce qu'il avait bues à ma demande avaient contribué à inverser la tendance, ils ont balayé cette hypothèse, préférant expliquer qu'il faisait partie des chanceux bénéficiant d'une « rémission spontanée ». Quoi qu'il en soit, quinze ans après, Andrew est toujours en bonne santé. Le cancer n'est pas revenu.

Cette expérience a changé beaucoup de choses. Pour commencer, elle m'a donné plus confiance en mon intuition et en mon processus. Il était impossible de ressortir un ou plusieurs aspects de notre collaboration – les soins énergétiques, l'acupuncture, sa motivation, l'introspection, le soutien apporté par sa communauté – pour expliquer lequel avait eu l'effet le plus marquant, mais je me sentais confortée dans l'idée que ces efforts conjoints avaient valu la peine. Mais surtout, cela m'a aidée à prendre conscience que l'énergie et les traitements sont bien plus importants que moi. En unité de soins palliatifs, j'avais cerné comment mettre de côté mes propres besoins afin d'aider le plus directement possible le patient, mais je n'avais pas compris que le pouvoir de guérison que je proposais ne venait en fait pas de moi. Grâce au travail fourni avec Andrew, j'ai parfaitement compris que l'énergie dont je me servais pour soigner provenait de l'*extérieur*. Et je devenais de plus en plus sensible à cette énergie. En continuant de l'exploiter dans l'exercice de mon métier, j'ai commencé à saisir que, si l'intensité et la durée des changements énergétiques étaient fonction des besoins des patients, le phénomène avait invariablement pour origine la même source globale : l'univers.

SI VOUS SOUHAITEZ PRATIQUER

Ressentir l'énergie

Il est facile de comprendre que votre corps est fait de matière. Il suffit de regarder vos mains, mais ressentir l'énergie qui anime votre corps est un processus un peu plus subtil. Vous pouvez vous entraîner à ressentir votre champ énergétique grâce à l'exercice suivant. C'est la première étape pour vous connecter à celui des autres et vous servir de cette connexion pour les aider.

- Asseyez-vous confortablement en gardant le dos bien droit. Restez ainsi quelques minutes à respirer profondément par le ventre, pour calmer votre esprit.
- Tendez les mains devant vous, les paumes se faisant face. Gardez les mains détendues, doigts légèrement pliés.
- Rapprochez lentement vos mains à une soixantaine de centimètres l'une de l'autre.

- Faites de petits mouvements circulaires en conservant les paumes face à face. Sentez comme les sensations évoluent.
- Puis séparez vos mains, en laissant les paumes face à face. Rapprochez-les ensuite un peu plus, avant de les éloigner de nouveau.
- Répétez cela à plusieurs reprises, en rapprochant et en éloignant lentement vos mains.
- Faites-le en prêtant soigneusement attention à vos paumes de main. Certains ressentiront peut-être une pression semblable à des aimants qui se repoussent. Il se peut également que vous sentiez une chaleur, des picotements ou pulsations.
- Faites cet exercice chaque jour pendant cinq minutes. Une fois l'exercice terminé, consignez par écrit cette expérience, ainsi que tous les sentiments ou pensées survenus.

Si vous ressentez des choses différentes de la description ci-dessus, ne vous inquiétez pas. Le ressenti de l'énergie peut prendre diverses formes. Et si vous ne ressentez rien, pas de souci. Je vais me mouiller et vous prédire que si vous poursuivez la lecture et effectuez les exercices proposés dans ce livre, vous sentirez cette énergie se renforcer d'ici à la dernière page.

2

LA SCIENCE DE LA CONNEXION

Il est une chose dont nous convenons tous – médecine orientale, médecine occidentale, science : l'existence des champs. Dans ce contexte, un champ est une zone invisible qui relie des points dans l'espace. Divers champs émanent d'un objet. Et, comme vous le dira un physicien, ces champs s'étendent à l'infini dans l'espace. La première personne à avoir évoqué le concept de champ a été Isaac Newton. On dit que la notion de gravité a surgi dans son esprit en voyant une pomme tomber d'un arbre et en s'interrogeant sur la force à l'origine de ce phénomène. En 1687, Newton a publié *Principes mathématiques de la philosophie naturelle**, ouvrage dans lequel il a évoqué l'existence de la notion de champ gravitationnel pour expliquer qu'un objet doté d'une masse développe

---

* Newton, sir Isaac, *Principes mathématiques de la philosophie naturelle*, *op. cit.*

dans l'espace autour de lui un champ d'influence, produisant alors une force d'attraction sur un autre objet ou corps.

Après ces découvertes, notre compréhension des champs a continué d'évoluer, avec peut-être l'avancée majeure qu'est la compréhension de la manière dont l'électricité et le magnétisme interagissent, formant ce que nous appelons aujourd'hui un « champ électromagnétique ». Cependant, cette découverte cruciale demandait un changement d'état d'esprit assez radical, lequel a, comme souvent, pris du temps. Ainsi, notre compréhension du champ électromagnétique a évolué par le biais d'une série de recherches scientifiques qui se sont étalées au cours de toute l'existence de trois hommes.

- Michael Faraday, né en Angleterre en 1791 d'un père forgeron et ayant reçu une éducation sommaire, est devenu, contre toute attente, un scientifique influent et respecté. Il a découvert le benzène et a inventé la première version du bec Bunsen, mais sa plus grande contribution scientifique a été la notion d'électromagnétisme. Tandis que la physique classique (ou newtonienne) rassemblait un ensemble de lois décrivant le mouvement sous l'influence de la force, la conception de Faraday stipulait que les « lignes de flux » – ou lignes de force magnétiques – émanaient de corps chargés et d'aimants, créant un champ électromagnétique. Nous avons alors commencé à considérer un champ, non pas uniquement comme un moyen de calculer la force exercée sur un autre objet, mais également comme une zone par le biais de laquelle l'énergie peut se transmettre de manière plus générale. Faraday a également été le premier à soumettre l'idée que les champs s'étendent à l'infini. D'ailleurs, la cage de Faraday, enceinte destinée à bloquer les champs magnétiques et inventée par Faraday en 1836, est encore largement utilisée aujourd'hui dans le cadre d'expériences. À l'instar du Dr Ignaz Semmelweis, pionnier de l'antisepsie dans les hôpitaux, Faraday était tourné en ridicule par ses contemporains. Non seulement ses lois de l'induction électromagnétique impliquaient des forces cachées, mais elles ont modifié la vision répandue de l'univers qu'avait Newton. Faraday modifiait la vision « macro » de la théorie des champs de Newton, axée sur la mécanique, pour adopter une vision « micro », qui étudiait le transfert d'énergie au niveau microscopique. Faraday n'a pas vécu assez longtemps pour le voir, mais la communauté scientifique a fini par adhérer à sa proposition.

- En 1865, un mathématicien écossais répondant au nom de James Clerk Maxwell a entrepris d'exprimer la théorie de Faraday en termes mathématiques. Si Faraday était un scientifique brillant, ce n'était pas un mathématicien très doué. En fait, aucune de ses expériences ne présentait un niveau de mathématiques avancé. Maxwell est donc entré en scène en proposant une série d'équations démontrant comment les champs électriques et magnétiques étaient générés par des charges et des courants, et en spécifiant que des changements intervenaient dans chacun d'eux lorsqu'ils interagissaient. L'un des éléments les plus cruciaux des travaux de Maxwell suggère que les ondes électromagnétiques d'un champ se déplacent à la vitesse de la lumière. Maxwell a avancé comme théorie que même la lumière était une onde électromagnétique. Ses travaux ont non seulement légitimé les recherches de Faraday, mais également contribué à les perpétuer. À ce jour, les équations de Maxwell sont considérées comme la base de toutes les théories modernes des phénomènes électromagnétiques.

- Un peu plus de deux décennies plus tard, un physicien allemand, Heinrich Hertz, a illustré de façon probante l'existence du champ électromagnétique, confirmant le phénomène des « lignes de flux » de Faraday. Pour y parvenir, Hertz a conçu une série d'expériences se servant d'un oscillateur pour conduire un courant électrique vers un récepteur en forme de boucle placé à plusieurs mètres. Ces expériences ont montré qu'une charge électrique qui se déplace émet des ondes électromagnétiques. Hertz a également mesuré les ondes de Maxwell, montrant que leur vitesse était égale à celle de la lumière. Les ondes électromagnétiques se mesurent par leur longueur d'onde, énergie et fréquence. La « fréquence » fait référence au nombre de fois où une onde oscille pendant une durée bien précise. Aujourd'hui, nous mesurons la fréquence d'un courant électrique alternatif, d'un son et des ondes électromagnétiques. Cette unité de mesure a été baptisée hertz en l'honneur des travaux révolutionnaires de Heinrich Hertz.

Ensemble, ces trois hommes – Faraday, Maxwell et Hertz – ont ouvert la porte à des pans entiers de connaissances scientifiques, tout d'abord la radiotélégraphie, utilisée pour transmettre en Morse, puis les rayons X, la radio, la télévision, les radars et le désormais omniprésent téléphone mobile.

Une fois que Hertz a établi que Faraday et Maxwell avaient eu raison d'affirmer l'existence des champs électromagnétiques, les scientifiques ont défendu l'idée que l'univers s'étend au-delà du monde que nous percevons à l'aide de nos sens. Cela a préparé le terrain pour certaines découvertes parmi les plus importantes du XXe siècle, dont la théorie de la relativité restreinte d'Einstein – qui pose principalement comme postulat que l'espace et le temps ne sont pas des entités séparées – et le modèle standard de la physique des particules. Cela a également modifié la perception du monde physique de la part des scientifiques, provoquant l'avènement de la physique quantique.

La physique quantique étudie la façon dont se comportent la matière et l'énergie à l'échelle des atomes, des particules subatomiques et des ondes. Max Planck, pionnier de cet univers naissant, a remporté le prix Nobel de physique en 1918 pour sa théorie selon laquelle l'énergie électromagnétique est absorbée ou émise par « grains » individuels connus sous le nom de *quanta*. Considéré comme le père de la physique quantique, Planck parle parfois de ses découvertes avec des élans presque mystiques. « En tant qu'homme ayant consacré toute sa vie à la science la plus pure qui existe, à l'étude de la matière, je peux vous dire ceci, sur la base de mes recherches sur les atomes : il n'y a pas de matière à proprement parler ! […] Toute matière tient uniquement son origine d'une force qui provoque la vibration des particules d'un atome et permet à ce minuscule système solaire qu'est ce dernier de garder son unité… Nous devons accepter derrière cette force l'existence d'un Esprit conscient et intelligent. Cet esprit est la matrice de toute matière. »

En physique quantique, cette « matrice » s'appelle « champ du point zéro* ». Imaginez-vous sur une plage en train d'observer deux

---

* McTaggart, L., *Le champ unifié : La force secrète de l'univers*, traduit par Annie Ollivier, J'ai Lu, Paris, 2016, p. 75.

galets roulant ensemble, ballottés par les vagues. Si vous n'aviez pas saisi le rôle de l'océan pour les mettre en mouvement, on vous pardonnerait de croire qu'un galet communique avec l'autre – et, comme le dirait Einstein, d'observer des « actions fantasmagoriques à distance ». Dans ce cas précis, l'océan serait le champ du point zéro, ce champ invisible généré par l'échange énergétique entre des particules subatomiques*.

Selon la théorie du big bang, dans les toutes premières fractions de seconde où le big bang s'est produit, il n'y avait aucune particule de matière, mais seulement des particules virtuelles, qui sont apparues fugitivement pour échanger de l'énergie avec d'autres particules quantiques, s'associant et se détruisant mutuellement et provoquant des fluctuations énergétiques arbitraires. Ce « tango subatomique** », selon l'expression de Lynne McTaggart, se produit encore aujourd'hui. Ces particules naissent et disparaissent dans le vide dans un bouillonnement. La mécanique quantique a démontré que le *vide* n'est pas le néant, comme nombre d'entre nous le croient, mais un débordement d'activité quantique. Cet état fondamental est un système à la température du zéro absolu, appelé « énergie du point zéro », qui est l'état énergétique le plus bas atteignable, quand la matière a été ôtée et qu'il ne reste plus rien pour créer le mouvement***.

« L'énergie du point zéro dans chaque transaction ayant lieu dans un champ électromagnétique est incroyablement petite (la moitié de la taille d'un photon), explique McTaggart. Toutefois,

---

* *Ibid.*

** *Ibid.*, p. 76.

*** *Ibid.*

si on additionne toutes les particules de toutes les variétés qui apparaissent et disparaissent constamment dans l'univers, on obtient une source d'énergie vaste et inépuisable égale à la densité de l'énergie dans le noyau d'un atome ou plus grande qu'elle. Ces particules sont discrètement présentes dans l'arrière-plan du vide spatial autour de nous, comme une toile de fond super chargée omniprésente*. » Cette toile de fond super chargée est le champ du point zéro ou, comme on l'appelle parfois, le « champ des champs ». Ces calculs quantiques montrent que nous vivons dans un vaste océan énergétique constant. Cet océan énergétique, comme l'a illustré le physicien Hal Puthoff en 1990, entretient une relation dynamique avec toutes les particules subatomiques de l'univers. Le mouvement de chacune d'elles fait avancer l'autre. Cette interaction « constitue à la base un état de vide stable, a déclaré Puthoff, au sein duquel une autre interaction au point zéro reproduit simplement l'état existant sur une base dynamique-équilibre ». En d'autres termes, le champ du point zéro est sans cesse renouvelé par le mouvement quantique de l'univers. Cela laisse également entendre que l'univers – ainsi que toute matière qu'il renferme – est relié par les ondes du champ du point zéro et le réservoir infini d'énergie initial.

Et cela me rappelle particulièrement le Tao.

En médecine énergétique, on part du principe qu'un champ enveloppe le corps dans sa globalité. Les Chinois appellent cela le *qi*. C'est ce champ – désigné parfois par l'expression « champ éthérique » – qu'un praticien énergétique qualifié peut influencer afin d'améliorer la santé d'un patient. Il n'existe certes pas de preuves

---

* *Ibid.*, p. 83.

concluantes de l'existence de ce champ énergétique, mais il en va de même pour la notion de champ gravitationnel, aujourd'hui acceptée par la communauté scientifique. Les scientifiques laissent entendre que le champ gravitationnel existe parce qu'il offre une explication systématique et raisonnable de la manière dont les objets existent dans l'espace.

Et pourtant, la notion de champ énergétique du corps est bien pertinente scientifiquement. En 1935, Harold S. Burr, professeur d'anatomie à l'école de médecine de l'université de Yale, a mené une série d'expériences sur des animaux – tels que des salamandres et des poussins – en utilisant un voltmètre spécial destiné à lire des mesures très faibles, dans l'optique de détecter le potentiel électrique du corps. Il a conclu que tous les systèmes vivants présentaient un champ bioélectrique. Il avait donné le nom de « champ L », qui représentait le champ de vie. Burr était persuadé que non seulement la vie avait des propriétés électromagnétiques, mais que celles-ci renfermaient également le principe organisateur empêchant notre corps de sombrer dans le chaos. Notre champ électromagnétique individuel maintient en place un schéma qui fournit la complétude, l'organisation et la continuité de tous nos systèmes corporels.

En 1939, à peu près au moment où Burr menait ses recherches, Semyon Kirlian, électricien de la ville soviétique de Krasnodar, est tombé sur ce qu'il pensait être la preuve photographique du champ énergétique humain. Alors qu'il effectuait une réparation électrique dans un institut de recherche médicale, il a observé que des patients bénéficiaient de soins à base d'électrothérapie. Il a remarqué de minuscules éclairs entre les électrodes et la peau des patients. Se demandant ce que cela pouvait bien signifier, Kirlian a décidé d'essayer d'en capter l'image de retour chez lui. Il a placé du papier photographique entre les électrodes et la peau de sa main et a pris une photo. Lorsqu'il a développé celle-ci, il a découvert un éclat luminescent autour de sa main et de ses doigts.

Kirlian a découvert qu'il existait une expression scientifique pour désigner ce qu'il pensait avoir capté sur sa pellicule : l'effet corona. En grec ancien, le terme *corona* désigne une guirlande ou couronne. Il s'agit de l'aura de plasma qui entoure le soleil et d'autres étoiles. Mais « l'effet corona » est une expression utilisée en physique pour décrire un éclat électrique sur ou autour d'un conducteur chargé. Kirlian pensait avoir capté l'effet corona émis par sa main. Il a adapté sa méthode en plaçant un objet entre une plaque métallique et le papier photographique, et en appliquant un courant de haute tension à la plaque métallique – procédé connu depuis sous le nom de « photographie Kirlian ». Il a alors découvert que les objets inanimés, tels qu'une pièce de monnaie, produisaient un effet corona différent, plus du genre d'une lueur uniforme. Mais les êtres vivants – comme lui-même ou une plante – créaient des effets nets de plusieurs couleurs, émettant des éclats turquoise, bordeaux et violets. Kirlian a conclu qu'il s'agissait d'instantanés des vibrations du champ énergétique entourant tous les êtres vivants.

Au cours d'une expérience devenue l'une de ses plus célèbres recherches, Kirlian a pris en photo une feuille récemment tombée de son arbre – affichant son « aura » aux couleurs vives –, puis l'a coupée en deux, avant de prendre une seconde photo. Sur cette dernière, on voyait également l'aura, mais au lieu d'illuminer la seule moitié restante, la lueur entourait également l'intégralité de la forme, alors qu'il en manquait la moitié. Ce phénomène a été baptisé « effet fantôme » – et a depuis été reproduit et étayé par des praticiens de médecine douce comme la preuve qu'un champ énergétique entoure notre corps.

Depuis, cette théorie a également été battue en brèche par la communauté scientifique*. Le contre-argument, c'est que la fréquence à haute tension appliquée à la plaque métallique arrache les électrons des atomes, provoquant l'ionisation de l'air qui entoure l'objet photographié. Si cet air contient de l'eau, cela fait apparaître un halo tout autour de l'objet. Et plus il y a d'eau, plus le halo est prononcé. Cet effet fantôme est apparu à cause de l'humidité résiduelle à l'endroit où la moitié de la feuille avait été arrachée. Mais, peu de temps après, un chercheur de l'université d'État de Californie a étoffé l'expérience sur la feuille menée par Kirlian en photographiant la partie manquante à travers un bloc de Lucite ne laissant pas passer l'humidité. Et le halo autour de l'intégralité de la feuille apparaissait toujours à l'image. Comme souvent dans le domaine de la science, il n'existe pas dans ce cas précis une réponse probante, mais seulement des éléments qui nous apportent différentes pistes de compréhension de ce qui n'est pas encore une certitude.

Et, pourtant, d'autres observations scientifiques laissent entendre que Kirlian était sur une piste intéressante. En fait, une partie de la recherche menée par Harold Burr complète excellemment les travaux de Kirlian. Nombre des expériences de Burr ont été réalisées sur des salamandres, très utiles en laboratoire en grande partie parce qu'elles sont observables du stade d'œuf jusqu'à l'âge adulte,

---

* Brook, P., « Aura Portraits Make Good Art, Bad Science », Wired.com, 25 décembre 2011, https://www.wired.com/2011/02/aura-portraits/.

ce qui permet d'observer et de répertorier avec précision les changements de forme. Grâce à son voltmètre, Burr a découvert que les œufs de salamandre ont un champ électrique presque identique à la forme de l'animal. Au vu de cette conclusion, Burr a émis la théorie selon laquelle l'axe du champ électrique – à savoir la ligne centrale autour de laquelle tourne cette énergie – s'alignait sur le système nerveux d'une salamandre adulte. Pour explorer cette piste, il a injecté des gouttelettes d'encre noire indélébile sur cet axe dans plusieurs œufs de salamandre. Sur chaque spécimen, il a découvert que l'encre s'intégrait au cerveau et à la moelle épinière de la salamandre. C'était une constatation radicale et qui ne laissait pas indifférent : est-ce que cela signifiait que les salamandres possèdent dès leur naissance leur futur plan énergétique d'adulte ? C'était comme si la salamandre renfermait, au stade embryonnaire, la configuration énergétique de son futur moi.

Des données indiquent également que l'inverse pourrait être vrai (dans la droite ligne de l'étude de Kirlian sur la feuille) : un champ électrique demeure *après* la perte des membres. Le chirurgien orthopédiste Robert O. Becker a publié ses travaux de recherche dans les années 1940 et 1950, principalement dans le *Journal of Bone and Joint Surgery*. Ces travaux illustraient un « courant de blessure », à savoir un courant électrique partant de la partie centrale du corps et allant jusqu'au nerf ou muscle endommagé, chez les animaux. Le tissu touché enregistrait un voltage négatif par rapport au reste du corps.

Becker a lui aussi employé des salamandres dans ses études, car elles font partie des rares animaux à pouvoir régénérer leurs membres. Eh oui, une salamandre adulte ayant perdu sa patte en voit une toute neuve repousser en l'espace de quelques semaines à la place de son moignon ! À titre de comparaison, Becker a également étudié les grenouilles, de manière à se pencher sur un animal chez qui les membres ne repoussent pas. Lorsqu'il a amputé les membres des deux animaux, il s'est aperçu qu'ils généraient tous deux le même courant de blessure, à la tension positive. Mais, peu de temps après, il a constaté que la salamandre affichait un changement de charge au niveau du moignon : le passage d'une polarité positive à négative, avant que celle-ci ne décline – indiquant un potentiel énergétique –, puis, une fois la régénération du membre achevée, la polarité revenait à zéro. Chez la grenouille, dans le même temps, la tension passait à zéro à la suite de l'amputation et demeurait en l'état pendant la cicatrisation du moignon.

Avant même que je ne tombe sur ces études, un de mes patients en unité de soins palliatifs m'a dit un jour qu'il ressentait des douleurs au niveau de sa jambe amputée. Je lui ai demandé de s'allonger, puis j'ai commencé instinctivement à traiter sa jambe manquante. J'ai simplement disposé les aiguilles sur le lit, à l'endroit où se seraient situés ses points d'acupuncture, le long de ce que l'on appelle le « méridien de la vésicule biliaire », qui s'étend sur toute la longueur de la jambe, jusqu'au pied. Au bout de dix minutes, il lui semblait que la douleur diminuait. « Vraiment ? » lui ai-je demandé, quelque peu incrédule. À la fin du traitement, qui avait duré environ une heure, il m'a dit que l'intensité de la douleur était passée de 8 (sur une échelle de 10) à 3. À l'époque, bien que très surprise par l'efficacité de mon action impromptue, j'avais mis ça sur le compte de l'effet placebo. Il était persuadé que l'acupuncture l'aiderait, pensais-je, et cela avait en effet été le cas. Mais, depuis, je pense que mes aiguilles ont provoqué de petits chocs électriques sur une zone du corps qui n'existait plus.

Autrement dit, il était possible d'influer sur le champ – et de déplacer l'énergie – enveloppant la jambe manquante.

La force électromagnétique, comme cernée par la biomédecine conventionnelle, régit les interactions éphémères entre les molécules. Mais le bioélectromagnétisme fait appel aux champs électromagnétiques, électriques et magnétiques pour expliquer un champ global servant à réguler les fonctions de la vie. La médecine énergétique approfondit la compréhension des champs électromagnétiques, émettant l'hypothèse selon laquelle un échange énergétique entre le praticien et le patient peut avoir une vertu curative.

Au début de mon activité d'acupunctrice, lorsque j'ai pris conscience qu'il se passait quelque chose dans mon organisme, mes patients ont commencé à le ressentir également, bon nombre décrivant une sensation de chaleur et de mouvement. Je traitais toutes sortes d'affections, des douleurs chroniques aux allergies, en passant par les problèmes de fertilité, et les résultats étaient impressionnants. En particulier, lorsque je voyais les taux hormonaux de ces femmes se rééquilibrer, les parois de leur utérus s'épaissir correctement et leurs cycles menstruels se réguler, je me demandais si je donnais à leur corps des informations permettant à leur système reproducteur de se réorganiser.

Il m'est également venu à l'idée que mon propre corps subissait peut-être lui aussi l'influence de ce processus. À l'époque, j'avais pris pas mal de poids (sans changer mes habitudes alimentaires) et j'étais également en proie à des crises de tachycardie, à savoir une accélération soudaine et spontanée du rythme cardiaque. Tous les deux ou trois mois, par une journée tout à fait normale, j'étais en train de soigner des patients dans ma clinique quand soudain, au lieu de sentir l'énergie circuler en moi comme de coutume, j'avais l'impression d'être sur le point de faire une crise cardiaque.

Quand on m'a diagnostiqué cette tachycardie, on a également découvert que je souffrais d'un trouble génétique, le syndrome de Wolff-Parkinson-White. Cela signifie que je suis née avec une rangée supplémentaire de cellules conduisant l'activité électrique dans le cœur. (Je plaisante parfois en disant que cela me permet d'avoir plus de *qi* que les autres.) Il s'agit d'une malformation congénitale, mais je n'avais jamais eu le moindre symptôme avant de commencer à canaliser l'énergie pendant les séances d'acupuncture. Je parvenais souvent à contrôler seule ma tachycardie – en me frottant la carotide et en me mettant de la glace sur le visage, deux méthodes bien connues pour faire baisser la fréquence cardiaque apprises de mon mari, ancien secouriste. Malgré tout, à deux reprises, les épisodes ont été suffisamment sérieux pour que je me retrouve aux urgences. Les médecins m'ont alors administré de l'adénosine par voie intraveineuse, causant une asystolie – ou arrêt cardiaque – pendant quelques secondes. Cela permet au cœur de retrouver un rythme normal. Cependant, cela provoque une douleur insoutenable au niveau de la poitrine, sans parler de la prise de conscience morbide que ce pourrait bien être la fin.

Ces épisodes de tachycardie étaient peut-être dus à un surmenage, mais je ne pouvais m'empêcher de penser que mon cœur avait en fait du mal à s'adapter aux différentes fréquences provenant des champs qui m'entouraient. Il existe en fait des champs qui émanent de notre organisme. Notre cerveau et notre cœur, par exemple, possèdent chacun leur propre champ électromagnétique mesurable. Les médecins surveillent le champ vibratoire du cerveau grâce à un électroencéphalogramme, ou EEG. Nos cellules cérébrales communiquent également à l'aide d'impulsions électriques, toujours présentes, même quand nous dormons. Ces mouvements prennent la forme de lignes onduleuses sur un EEG (mesure de la fréquence).

De son côté, le cœur projette le plus gros champ électromagnétique dans le corps. Il se mesure à l'aide d'un électrocardiogramme, ou ECG. Le champ du cœur est tellement impressionnant que le matériel médical moderne peut désormais mesurer sa fréquence à 5 mètres de distance.

Grâce à leur champ vibrant, ces deux organes – le cœur et le cerveau – sont toujours en train de communiquer. Les médecins surveillent attentivement et individuellement les champs énergétiques du cœur et du cerveau, mais prêtent moins attention à la manière dont ils influent l'un sur l'autre sur le plan électromagnétique. Cependant, des chercheurs – comme le Dr Gary Schwartz, professeur de psychiatrie et de médecine de l'université de l'Arizona, et un groupe, le HeartMath Institute*, fondé par des scientifiques et thérapeutes énergéticiens – ont lancé un mouvement afin d'approfondir cette connexion.

Schwartz et ses collègues, les Dr Linda Russek et Linda Song – qui ont mené des expériences surveillant en même temps les tracés d'un EEG et d'un ECG – ont découvert que lorsque l'on demandait aux participants de se concentrer sur les battements de leur cœur, non seulement le signal cardiaque était plus marqué sur les ondes cérébrales, mais on enregistrait également une hausse des ondes P, qui correspondent à la première partie des battements de cœur, moment où le sang est envoyé dans les ventricules, et qui

* www.heartmath.org.

sont difficiles à ressentir physiologiquement. Cela prouve, comme l'écrit Schwartz, que lorsque nous prêtons attention à notre cœur, notre cerveau amplifie les champs électriques provenant de notre cœur, même pendant la propagation des ondes P, alors que les sensations en provenance du cœur n'ont pas encore atteint notre cerveau. Autrement dit, le cerveau a une perception implicite du cœur qui n'emprunte pas les voies de communication connues du corps. Je me suis demandé si cette communication spécifique entre le cerveau et le cœur était une explication de l'adaptation à laquelle procédait mon corps lorsque l'énergie circulait en moi.

Le philosophe chinois Lao-Tseu a dit un jour : « Lorsque l'élève sera prêt, le professeur apparaîtra. » Et j'ai constaté que dans mon cas, c'était vrai. Mon professeur est apparu sous la forme d'une psychologue clinicienne et du sport qui se nomme Leah Lagos*. Elle m'a contactée après que j'ai soigné l'une de ses patientes, une actrice qui souffrait du tract avant d'entrer en scène. Elle m'a dit avoir constaté un « changement mesurable** » de l'affection de sa patiente et m'a invitée à venir dans son cabinet pour parler de mes travaux. Cette proposition a excité ma curiosité, et je souhaitais découvrir entre autres choses ce qu'elle mesurait précisément. Nous avons donc convenu d'un rendez-vous.

Le Dr Lagos est une spécialiste du biofeedback de variabilité cardiaque, dont elle se sert pour aider ses patients à améliorer leur santé cardiaque ainsi qu'enseigner des techniques de gestion de

---

* http://www.drleahlagos.com/.

** Sauf mention contraire, les propos de Leah Lagos cités dans cet ouvrage sont extraits d'une conversation de Leah Lagos avec l'auteure en septembre 2017, à New York.

l'anxiété. Bon nombre de ses patients sont des sportifs de haut niveau, des P-DG et des acteurs – ceux qui exécutent l'équivalent émotionnel d'un numéro de funambule chaque fois qu'ils se produisent devant du public. Ils doivent contrôler leurs pensées et émotions pour exercer leur métier.

Nous avons tendance à considérer qu'une fréquence cardiaque saine est régulière, mais en fait, le cœur régule le laps de temps entre deux battements en fonction des circonstances rencontrées. Le Dr Lagos identifie ces variations à l'aide d'un électrocardiographe, afin de savoir quand une personne respire à une fréquence produisant une variabilité cardiaque optimale : « Lorsque vous inspirez, votre fréquence cardiaque augmente et lorsque vous expirez, elle diminue, dit-elle. Vous souhaitez que ces oscillations aient le plus d'amplitude possible, mais qu'elles soient également régulières. Lorsque vous êtes stressée, agacée, contrariée, votre fréquence cardiaque devient irrégulière. Lorsque vous êtes détendue, vous avez ces belles ondes ressemblant aux vagues d'un océan. Dans la mesure où votre cœur est un muscle, il est possible d'acquérir ce mouvement. » Son protocole, qui permet à ses patients, comme elle dit, « d'acquérir le contrôle de leur physiologie et psychologie par le biais de leur rythme cardiaque », est un programme sur dix semaines, avec une consultation hebdomadaire dans son cabinet, ainsi que des exercices de respiration à effectuer deux fois par jour. Le Dr Lagos pense que le cœur, au centre du contrôle des émotions, a été négligé au profit du cerveau. (Elle pressent que les gens consulteront à l'avenir chaque semaine leur *psychophysiologiste* et non leur psychothérapeute.)

Enfin, le Dr Lagos a pour objectif de modifier la réponse au stress du système nerveux autonome, dont les deux réactions principales sont : sympathique et parasympathique. Lorsque vous traversez à toute allure un carrefour très fréquenté et que le feu des piétons passe au rouge, entraînant le démarrage d'un certain nombre de voitures, l'organisme passe en mode combat ou fuite, phénomène également connu sous le terme « réponse sympathique ». C'est une réaction précieuse, car elle vous mobilise et vous incite à sprinter jusqu'au trottoir avant que les voitures n'arrivent sur vous. Mais une fois le trottoir atteint, si vous n'avez pas une réponse parasympathique marquée rétablissant l'équilibre, vous restez en mode survie plus longtemps que nécessaire. Pour ceux qui souffrent d'un stress chronique, cela peut durer des heures et parfois même des journées entières. Le programme du Dr Lagos aide les patients à soutenir la réponse parasympathique – favorisant une variabilité cardiaque plus marquée et une fréquence cardiaque moins élevée – afin d'interrompre plus rapidement la réponse sympathique.

« Prenez un joueur de tennis qui se prépare à disputer l'US Open : il ne pense pas aux types de muscles qu'il doit solliciter – ça, c'est le travail de la mémoire musculaire. Il en va de même pour le cœur, explique-t-elle. Un nombre suffisant de répétitions à une fréquence bien précise permet au cœur d'adopter le schéma et de le déclencher tout seul en période de stress. Il modifie votre réactivité et votre réponse au stress. »

Le Dr Lagos étudie la fréquence cardiaque de ses patients en mesurant, grâce à l'ECG, l'activité électrique du cœur lorsqu'ils respirent à un rythme bien précis. Lorsque l'on enregistre une similitude entre les fréquences respiratoire et cardiaque, optimisant les oscillations de la fréquence cardiaque, un patient atteint alors ce qu'elle considère comme un état idéal : il est en résonance. « Quand vous respirez à votre fréquence de résonance, vous favorisez l'activation de la réponse parasympathique et celle-ci brise alors la tendance à passer en mode combat ou fuite, explique le Dr Lagos, et restaure l'homéostasie. » Pendant la résonance, le rythme cardiaque envoie des signaux apaisants qui se propagent dans tout le système nerveux autonome.

La résonance est également un concept important en physique. Dans les grandes lignes, c'est quand un objet vibre à la fréquence naturelle d'un second objet, augmentant ainsi l'amplitude et forçant le second objet à adopter un mouvement vibratoire. C'est la raison pour laquelle un verre à pied explose lorsqu'une chanteuse d'opéra sort une note extrêmement aiguë. (Le mot « résonance » vient du terme latin signifiant « écho » ou « résonner ».) Lorsque la voix d'une chanteuse atteint un ton perçant bien précis – qui correspond à la fréquence de résonance du verre –, la vibration qui s'ensuit brise ce dernier. Mais dans le cabinet du Dr Lagos, entrer dans un état de résonance est le contraire : cela correspond au moment où la personne a atteint la plénitude de ses moyens.

Quand Leah Lagos a vu l'actrice, notre patiente commune, après ma séance d'acupuncture, elle a remarqué, à la lecture de ses instruments de biofeedback, qu'elle entrait en résonance bien plus facilement qu'auparavant. Elle souhaitait savoir ce que j'avais fait pour changer la donne. Je lui ai révélé les points d'acupuncture sur lesquels je m'étais concentrée et lui ai confié que, depuis quelque temps, je ressentais en moi une énergie lorsque je pratiquais. Nous avons décidé de me brancher à son matériel de biofeedback afin de voir si nous parvenions à glaner quelques informations. Lorsque le Dr Lagos a relié les électrodes de l'ECG, je suis entrée spontanément dans l'état qui est le mien lorsque je traite mes patients – et j'étais en résonance au bout de quinze secondes. Apparemment, je m'étais accidentellement et naturellement entraînée à ça en dispensant des soins d'acupuncture. Leah Lagos a émis l'hypothèse que cela s'était produit naturellement parce que l'augmentation de ma variabilité cardiaque me rendait plus à même de m'ouvrir à l'énergie et de la transférer à mes patients.

Intriguée par ce résultat, elle m'a invitée à subir une autre évaluation – un EEG de mon cerveau et un ECG de mon cœur, simultanément. Là encore, presque immédiatement, mon cerveau et mon cœur sont entrés en résonance. Ces expériences dans le cabinet du Dr Lagos m'ont aidée à comprendre que mon ressenti pendant mes séances résultait d'un changement mesurable au niveau de ma respiration, de ma fréquence cardiaque et de mes ondes cérébrales. Cette découverte importante laissait entendre que tout mon système nerveux autonome s'acclimatait pendant mes séances de soins énergétiques. Le moyen le plus évident est par le biais du nerf vague, qui relie le cœur et le cerveau et aide le système nerveux parasympathique à remettre de l'ordre dans le système cardiorespiratoire, ainsi que dans le système digestif à la suite d'un événement stressant.

Le Dr Lagos était d'accord avec le fait que ma tachycardie pouvait résulter de la pratique involontaire de cette technique pendant mes séances. Si elle me mettait en résonance, elle pouvait également avoir touché par moments mon nerf vague, accélérant ainsi ma fréquence cardiaque. Et, à cause de mon syndrome de Wolff-Parkinson-White, la machine s'emballait alors parfois. L'équilibre entre les systèmes sympathique et parasympathique est fragile pour n'importe qui. La plupart du temps, j'étais en mesure de m'en sortir, mais il arrivait parfois, lorsque l'énergie me traversait, d'avoir le sentiment que mon corps n'était pas capable de s'adapter. J'avais peut-être également trouvé un moyen de moduler mon système nerveux autonome afin de me mettre en phase avec mes patients, me synchronisant sur leur fréquence et entrant alors en résonance avec eux.

C'était tout du moins ce que je ressentais et, bien que cela paraisse peut-être improbable, ce n'est pas totalement une hypothèse dénuée de valeur scientifique. Le Dr Gary Schwartz avait également le sentiment que, vu la puissance du champ électromagnétique du cœur, nous pourrions être capables de capter des signaux envoyés par autrui. Il avait suffisamment d'humour et d'humilité pour suggérer que certains pourraient juger cela comme le songe *New Age* d'un chercheur vieillissant, mais son parcours scientifique parlait pour lui, l'incitant à rechercher une confirmation de ses croyances, étayée par des faits.

C'est ainsi qu'il a analysé les résultats des ECG et EEG d'une chercheuse, le Dr Russek, et de vingt participants de sexe masculin. Tous ces hommes avaient pris part à une étude quarante ans auparavant alors qu'ils étudiaient à Harvard. Au cours de cette expérience initiale, on leur avait demandé de noter leurs parents sur une échelle numérique en se basant sur six qualités : aimant, juste, équitable, intelligent, travailleur et solide.

Schwartz a découvert que, si les sujets percevaient leurs parents comme aimants lorsqu'ils étaient à l'université, une fois devenus des adultes d'âge mûr, ils établissaient une connexion énergétique avec la personne qui les interrogeait, signifiant qu'ils enregistraient dans leur cerveau la présence des ondes cardiaques de l'intervieweur. En revanche, les ondes cérébrales des participants ayant mis une mauvaise note à la qualité « aimant » se liaient plus faiblement et à retardement aux ondes cardiaques de l'intervieweur. Ces résultats sont également apparus quand le HeartMath Institute a reproduit l'expérience de son côté*.

Ces travaux mettent en lumière un concept profond : les ondes cardiaques d'une personne, émanant du champ électromagnétique de son cœur, peuvent détecter les ondes cérébrales (et influer dessus) d'une autre personne, et vice versa. Je suis persuadée que cela se produit parfois lorsque je prodigue des soins dans ma clinique : tout comme le Dr Lagos a découvert que je déclenchais une résonance interne lorsque j'étais à la clinique, cette recherche laisse entendre que je peux aussi entrer en résonance avec mes patients. Nos ondes cardiaques et cérébrales se synchronisent alors temporairement au cours des soins.

D'autres preuves de ce phénomène se retrouvent dans les travaux montrant que des changements provoqués intentionnellement au niveau du cerveau d'une personne peuvent engendrer des modifications similaires dans le cerveau d'un autre individu. Concrètement, dans une étude publiée par la revue *Science* en 1965, deux chercheurs ont analysé les résultats d'EEG de quinze paires de vrais jumeaux placés dans des pièces séparées. Chez deux de ces paires, lorsque les ondes alpha, à savoir les oscillations électriques du cerveau d'une personne éveillée et détendue, étaient provoquées intentionnellement chez un des jumeaux par les chercheurs, le même phénomène était observé spontanément et simultanément chez l'autre jumeau.

Plus récemment, en 2010, trois chercheurs – le Dr Luke Hendricks, le Dr William Bengston et le Dr Jay Gunkelman – ont étudié un thérapeute travaillant sur des patients installés dans

---

* www.heartmath.org.

des pièces situées à une dizaine de mètres de lui. Ils surveillaient les signaux électriques de leur cerveau grâce à des EEG. Ils ont découvert que le praticien affichait une onde électromagnétique stationnaire située aux alentours de 7,81 Hz, plus puissante et plus fréquente que celle des patients. Mais, au bout d'un moment, les fréquences des patients ont semblé se réinitialiser et se synchroniser sur celles du praticien. En d'autres termes, une résonance se produisait entre le praticien et le patient, même quand ils étaient physiquement séparés. Et le lien entre le praticien et le patient créait une résonance mesurable plus puissante que celle dont était capable une personne seule.

Bengston a réalisé une étude complémentaire à l'université du Connecticut, qu'il a reproduite par la suite au Sidney Kimmel Medical College de l'université Thomas-Jefferson, au cours de laquelle il a lui-même effectué un exercice de méditation tout en passant un EEG. Dans le même temps, une autre personne était reliée à un électroencéphalographe distinct. Lorsque Bengston a entamé l'exercice de méditation, il s'est produit un changement d'état mesurable dans le cerveau de l'autre personne, correspondant au tracé de l'EEG de Bengston. Quand ce dernier a arrêté l'exercice de méditation, la synchronisation des ondes cérébrales a également stoppé.

À méditer…

Ces expériences laissent entendre que les champs énergétiques de nos cœur et cerveau sont en mesure d'atteindre les autres. Par essence, nous collaborons silencieusement entre nous…

Un autre corpus de travaux scientifiques indique que nous sommes peut-être tous connectés de manière essentielle mais imperceptible. Le programme Princeton Engineering Anomalies Research (PEAR) était un laboratoire fonctionnant sous l'égide de l'école d'ingénierie et de sciences appliquées de l'université de Princeton qui s'est attaché pendant près de trois décennies à étudier la conscience humaine et ses effets – cherchant en particulier à savoir si la conscience collective avait le pouvoir d'influer sur le cours d'événements. Feu Robert Jahn, physicien qui était à l'époque le doyen de l'école d'ingénierie de Princeton, a créé le PEAR en 1979 après qu'une étudiante de licence lui a demandé de superviser son étude de l'impact de l'intention humaine sur un appareil mécanique – plus précisément une petite machine ressemblant à une boîte et baptisée générateur de nombres aléatoires, destinée à générer une séquence de nombres imprévisibles qui se traduit par des 1 et des 0 dans un ordinateur servant de base de données. En deux mots, cet appareil tire à pile ou face, avec 50 % de chances de générer un 1 ou un 0.

Jahn s'intéressait avant tout au générateur proprement dit – il pensait qu'examiner sa conception constituerait un bon sujet d'étude pour cette étudiante –, mais à mesure que celle-ci avançait, l'intérêt de Jahn pour les données et résultats récoltés par l'étudiante a augmenté. Au cours des décennies suivantes, avec Brenda Dunne – psychologue du développement devenue responsable du laboratoire PEAR – à ses côtés, Jahn et son équipe ont mené des milliers d'expériences. Élaborant de leur côté une version plus sophistiquée de cette machine, ils ont étudié le fonctionnement du générateur de nombres aléatoires dans diverses situations et configurations avec l'objectif de déterminer si les humains étaient en mesure d'influer sur la séquence de nombres.

Et c'est ce qui s'est passé, puisque, en moyenne, cela revenait pour une personne à modifier le résultat à deux à trois reprises tous les 10 000 tirages à pile ou face*. Ce chiffre est modeste mais statistiquement représentatif. « Ces phénomènes sont réels, dit Dunne. Ce ne sont pas des fluctuations dues au hasard. Il existe un processus subtil qui influe sur ces événements aléatoires. » Jahn et son équipe ont mené des milliers d'expériences à l'aide de ce générateur de nombres aléatoires au cours des vingt-huit ans d'existence de ce laboratoire : pour presque chacune d'elles, la différence statistique s'est avérée légèrement supérieure à ce que cela aurait été avec un lot de nombres vraiment aléatoires.

Les membres du laboratoire PEAR ont estimé que ces anomalies étaient particulièrement associées à deux facteurs : s'il existait une intention ou un besoin de la part de la personne faisant fonctionner la machine et si un sentiment de résonance marqué était présent – ce qui signifie que, dans ce contexte, les fréquences des deux champs électromagnétiques (soit entre deux personnes, soit entre une personne et la machine) étaient identiques**.

---

* Sauf mention contraire, les propos de Brenda Dunne cités dans cet ouvrage sont extraits d'une conversation de Brenda Dunne avec l'auteure en octobre 2017.

** La relation entre l'esprit et une machine devient de plus en plus cruciale. Des entreprises telles que Cyberkinetics développent depuis une vingtaine d'années la technologie nécessaire pour créer des interfaces neuronales directes (IND), qui sont des puces que l'on peut insérer dans le cerveau d'une personne pour qu'elle parvienne à contrôler des dispositifs électroniques par la pensée.

Les expériences du laboratoire PEAR ont également exploré les effets sur le générateur de nombres aléatoires lorsqu'une seule personne et un couple – vivant ou non une histoire d'amour – étaient reliés à la machine, formulant des intentions au préalable. Les résultats ont montré que, dans l'un ou l'autre des scénarios, les champs électromagnétiques humains pouvaient influencer ceux de la machine. Il est intéressant de noter que deux personnes créent un effet plus prononcé qu'une seule et que les résultats les plus marquants sont obtenus par un couple ayant un lien émotionnel. Comme l'a dit Jahn, « si votre esprit parvient à entrer en résonance avec le processeur, ce dernier préférera répondre à votre désir* ».

Le laboratoire PEAR a également étudié la résonance au sein de groupes. « Nous avons développé un petit générateur de nombres aléatoires que nous pouvions transporter sur le terrain, explique Dunne, et nous l'emmenions dans différents environnements susceptibles d'offrir une résonance collective marquée. » Les différentes configurations allaient d'une conférence sur l'humour à des concerts, en passant par des groupes de méditation – autant d'événements considérés comme « charismatiques ». Là encore, les nombres révélaient un embryon de schéma significatif. Ils étaient plus organisés que les chiffres purement aléatoires obtenus grâce au groupe témoin. En revanche, dans des événements plus en maîtrise, comme des conférences universitaires et des réunions en entreprise, les écarts étaient moindres.

* « Mind Over Matter », *The New York Times* (document consulté le 12 mars 2020). https://www.nytimes.com/2003/03/09/nyregion/mind-over-matter.html.

Le laboratoire PEAR a mis fin à ses recherches en 2007. « Nous avons accompli ce que nous avions prévu au départ… à savoir déterminer si ces effets étaient réels et identifier les principales corrélations, ont indiqué Jahn et Dunne dans une déclaration commune. Le moment est venu pour la génération suivante d'experts de prendre le relais. »

Depuis, Roger Nelson, psychologue expérimental ayant étudié la physique et les statistiques, également coordonnateur des opérations du PEAR, a créé le Global Consciousness Project (GCP)*. Il s'agit d'un projet international qui va au-delà des travaux du PEAR, même s'il fonctionne séparément. Le groupe a installé à travers le monde un réseau de générateurs de nombres aléatoires – de la France à la Nouvelle-Zélande, en passant par le Kenya et New York –, qui envoient tous en permanence des données à un serveur installé à Princeton, dans le New Jersey. Ces machines sont, comme le décrit Nelson, un peu comme des électrodes, « faisant passer un EEG à la planète** ». En fin de compte, le générateur de nombres aléatoires cherche à mesurer les effets de la conscience collective mondiale.

Pour ce faire, les chercheurs étudient les données des machines au moment d'événements mondiaux fascinants, du nouvel an à l'investiture de Donald Trump en 2016, en passant par le séisme

* « The Global Consciousness Project Meaningful Correlations in Random Data », The Global Consciousness Project, http://noosphere.princeton.edu./, (document consulté le 13 mars 2020).

** Sauf mention contraire, les propos de Roger Nelson cités dans ce chapitre sont extraits d'une conversation de Roger Nelson avec l'auteure en janvier 2018.

survenu à Haïti en 2010*. « Nous recherchons des moments où des groupes de personnes ont affiché une résonance collective, explique Nelson. Nous identifions une occurrence traduisant selon nous un moment où les gens ont été soudés et ont partagé de manière profonde des émotions », puis on procède à une analyse statistique des informations fournies par les machines à ce moment précis.

Concrètement, ils déterminent la donnée de sortie moyenne des différents générateurs répartis dans le monde, permettant de savoir si les nombres demeurent au niveau de la valeur de référence ou s'ils augmentent ou diminuent. On recherche les corrélations deux à deux. Les données du générateur de New York sont comparées à chacune des autres machines du réseau, par exemple – pour voir s'il existe une corrélation par paires. Statistiquement, il ne devrait y avoir aucune corrélation en dehors d'une infime variation au-dessus ou au-dessous de zéro. Mais le générateur a découvert que nombre de ces événements font ressortir des parallèles au niveau des données générées par les différentes machines.

Concernant le nouvel an, par exemple, ils ont découvert que si l'on réalise le tracé des données, on obtient une courbe en V, minuit étant situé à la base de ce V, à savoir que ces machines ont tendance à être en corrélation pendant l'accroissement mondial de l'enthousiasme jusqu'à minuit, puis de nouveau peu de temps après minuit, au moment où la tension se dissipe.

---

* « Trump Inauguration », The Global Consciousness Project, http://teilhard.global-mind.org/events/trump.inaug.html (document consulté le 13 mars 2020) ; « Haiti Earthquake », The Global Consciousness Project, http://teilhard.global-mind.org/haiti.quake.html (document consulté le 13 mars 2020).

« Personne n'a de théorie fondée à avancer pour expliquer ce phénomène, reconnaît Nelson. Mais je pense que nous avons tous notre conscience individuelle… Nous l'imaginons dans notre tête, peut-être dans notre cerveau, mais l'expérience des millénaires écoulés et les récentes données scientifiques empiriques indiquent que l'esprit se répand dans le monde. La conscience n'est pas une unité ou entité confinée dans la peau et les os. Elle s'étend bien au-delà. »

Le générateur de nombres aléatoires analyse également les données par catégorie, classant les événements par taille et en fonction des émotions positives ou négatives provoquées. Nelson remarque que la compassion semble l'un des déterminants les plus marqués de la corrélation. « C'est une émotion qui nous relie bel et bien – et nous trouvons des événements qui provoquent des écarts supérieurs de données en raison de la compassion éprouvée, explique-t-il. Mais la peur est également assez forte. J'aimerais pouvoir dire que la peur n'occasionne rien, mais elle produit elle aussi une sorte d'interconnexion. »

Parfois, les deux émotions sont étroitement liées, comme lors du 11-Septembre. Le générateur a révélé une variation prononcée pendant ces événements, bien que la tendance ait démarré quatre à cinq heures *avant* que le premier avion ne percute la tour, puis ait duré pendant trois jours après l'attaque terroriste. Bien que Nelson dise clairement qu'il ne s'agit pas d'une conclusion scientifique, il interprète cet écart statistique précoce comme une prémonition collective et la modification après l'événement comme le reflet des émotions intenses vécues par le monde sur la durée. Mais un reproche est émis : il s'agit de l'illustration du manque de fiabilité des résultats et d'un biais consistant à leur trouver une explication après coup. Quoi qu'il en soit, le générateur indique que la probabilité que les écarts statistiques concernant 500 événements mondiaux bien précis se produisent par le seul fruit du hasard est de 1 sur 1 000 milliards.

« Nous sommes un peu comme les neurones. Le cerveau humain renferme 100 milliards de neurones. Lorsqu'ils font leur travail, il se produit une nouvelle chose totalement inattendue prenant la forme de la conscience, de la réflexion et de l'émotion, dit Nelson. Il y aura bientôt 10 milliards d'humains sur notre planète. Nous sommes conçus pour être reliés les uns aux autres. Et il se peut que nous nous réveillions en atteignant un champ de conscience plus unifié, en créant une couche d'intelligence pour la terre. Je pense qu'il est important de reconnaître que nous sommes reliés d'une certaine manière, afin de l'accepter et d'en tirer les leçons. »

Bien qu'il ne soit pas encore possible d'expliquer complètement les effets de la médecine énergétique à travers le prisme de la science – la relation thérapeutique renferme des éléments intangibles qui demeureront toujours mystérieux –, à mes yeux, il est clair que la pratique obéit de manière importante à des lois physiques. Concrètement, nous sommes tous connectés par le biais de nos champs électromagnétiques, que ce soit celui de tout notre corps, de notre cerveau ou de notre cœur, mais je suis persuadée – comme le laissent également entendre les travaux du Dr Gary Schwartz, du HeartMath Institute et du laboratoire PEAR – que nous sommes capables d'influer sur autrui grâce à notre champ énergétique. À ce titre, nous créons en fait un mouvement communautaire qui, comme cherche à le mesurer le Global Consciousness Project, fluctue au gré des mouvements d'une vague d'émotions collectives. À l'instar des « actions fantasmagoriques à distance » d'Einstein, nos modes de connexion peuvent être entrevus et même en partie expliqués grâce à la science. Le mystère demeure en grande partie au niveau du champ énergétique universel – que la philosophie chinoise désigne sous le nom de Tao et que la physique quantique appelle « champ du point zéro » – dont je suis persuadée qu'il est intelligent. Ce vaste champ énergétique interagit en permanence avec nous. Nous entretenons une sorte de conversation avec lui. Il exerce une certaine autorité sur notre vie, mais nous avons le pouvoir de l'influencer par le biais de nos pensées et de nos actes. Des travaux de recherche scientifique récents donnent un aperçu d'un phénomène que les personnes croyantes ont pris pour de la foi, à savoir la présence d'une force invisible que nous ressentons et qui peut nous transformer, et dont nous pouvons avoir ou non conscience.

SI VOUS SOUHAITEZ PRATIQUER

La cohérence cardiaque

La recherche laisse entendre que, pour soigner, les thérapeutes ajustent leur physiologie. Dans mon cas, comme l'a découvert le Dr Lagos, les fréquences cérébrale et cardiaque se synchronisent. D'autres recherches ont montré que les patients imitent le praticien et qu'un lien cohérent se met en place lorsque leurs fréquences s'alignent l'une sur l'autre. Ce lien semble la connexion optimale pour le transfert des informations énergétiques. Le premier stade de l'exercice est l'exécution d'une technique de respiration qui favorise la résonance interne. Voici l'exercice simple, mais efficace, que le Dr Lagos conseille à ses patients.

La fréquence respiratoire optimale afin de créer la variabilité cardiaque la plus marquée est de cinq respirations par minute. Cela signifie que l'inspiration et l'expiration durent chaque fois six secondes.

Entraînez-vous à inspirer tranquillement en comptant jusqu'à 6, puis à expirer lentement, également en comptant jusqu'à 6. Ne forcez pas. L'objectif est d'ajuster votre système nerveux sympathique – celui qui est responsable de la réponse de lutte ou de fuite – sur votre système nerveux parasympathique, ce qui ralentit votre fréquence cardiaque. Pour cette raison, je vous conseille de ne pas compter à voix haute, ni d'utiliser un signal visuel (comme une application mobile) pour surveiller votre fréquence respiratoire, car cela pourrait légèrement activer votre système nerveux sympathique.

3

QU'EST-CE QUE DIEU A À VOIR LÀ-DEDANS ?

Une fois, ma mère a tenté de mettre fin à ses jours. C'était trente ans avant sa mort, au cours de l'une des périodes les plus sombres de sa dépression. Après une série de disputes avec ma grand-mère, elle a avalé une grande quantité de médicaments. Je me trouvais à la maison – même si j'étais trop jeune pour comprendre ce qui se passait – quand mon père l'a trouvée inconsciente dans son bain. Il a appelé les secours et elle a été transportée de toute urgence à l'hôpital.

Ma mère a dit par la suite que lorsqu'elle se trouvait sur son lit d'hôpital, les médecins s'attelant à la réanimer, elle a quitté son corps. Elle s'est sentie extirpée d'elle-même et attirée par une lumière, tout en voyant, au-dessous, les médecins autour de son corps. Elle m'a dit qu'en voyant cette lumière, elle s'est sentie en sécurité comme jamais. Et elle entendait des voix lui disant qu'elle pouvait repartir, qu'elle avait deux enfants en bas âge ayant besoin d'elle, mais que ce choix lui revenait. Elle devait *choisir* de revenir à la vie. Elle a eu beaucoup de mal à décider de renoncer à un confort et à une protection absolus pour retrouver la souffrance aiguë infligée par son existence, mais elle a fini par choisir de revenir à nos côtés, nous, ses enfants. Et une fois ce choix effectué, elle s'est sentie immédiatement renvoyée brusquement dans son corps. Elle a ouvert les yeux et vu les médecins, regroupés au-dessus d'elle et qui venaient tout juste de la réanimer.

Ma mère m'a raconté cette histoire quand j'étais encore petite, puisque je n'avais que 10 ans. J'ai pris conscience, après avoir travaillé en unité de soins palliatifs, qu'elle avait vécu une expérience de mort imminente classique. À l'époque de cet épisode – avant que les gens ne se mettent à évoquer ouvertement de tels incidents et bien avant qu'Internet ne devienne notre source d'information omniprésente –, ma mère ne savait absolument pas que de nombreuses autres personnes avaient vécu un phénomène similaire. Mais j'ai régulièrement entendu mes patients me raconter ce genre d'histoire dans les jours précédant leur mort. Certains, comme ma mère, ont vu une lumière sacrée et éprouvé cette même tranquillité réconfortante, tandis que d'autres ont eu une vision plus nette du paradis ou de proches décédés. L'un de mes patients était un petit garçon de 7 ans – tous les services de soins palliatifs n'acceptent pas les cas pédiatriques, mais le nôtre les prenait en charge – atteint d'une forme rare de cancer des os. Il a raconté à sa mère, alors qu'il était en train de mourir, qu'il avait vu sa mamie, la mère de sa mère, décédée des années en arrière. « Tu devrais aller la retrouver », lui a dit sa mère, le guidant généreusement vers l'endroit même qu'elle ne souhaitait pas le voir rejoindre.

Les scientifiques fournissent plusieurs explications concernant les expériences de mort imminente (EMI) : le manque d'oxygène peut provoquer des hallucinations. Un cerveau stressé peut produire des endorphines à même de générer un sentiment de paix. Une région endommagée du cerveau (la jonction temporo-pariétale), qui contribue à la perception générale que nous avons de notre corps, peut déclencher un sentiment de décorporation. Et si aucune de ces théories n'offre la preuve définitive qu'une expérience de mort imminente n'est que le rêve élaboré d'un cerveau embrouillé, elles n'expliquent pas non plus pourquoi toutes ces histoires se ressemblent tant. Selon certains chercheurs spécialistes des EMI, médecins et neuroscientifiques ayant eux-mêmes vécu ce phénomène, ces événements révèlent notre moi essentiel, quelque chose en nous qui n'est pas inextricablement relié à nos circuits neuronaux.

Les différents noms de la source

Je suis persuadée que cette partie de nous-mêmes qui s'en va est notre aspect énergétique, également appelée « âme ». La similitude entre les différents récits d'EMI me fait penser que, lorsque notre énergie quitte notre corps, nous vivons une connexion fugace au champ énergétique universel. Très souvent, j'emploie le terme « source » pour désigner ce champ, parce que c'est précisément un point de départ, l'origine –, mais d'autres l'appellent Dieu, Yahvé, Allah, Brama, ou pour ceux moins tournés vers la dimension mystique, champ du point zéro. Comme nous l'avons déjà évoqué, la philosophie chinoise parle de Tao, terme qui signifie approximativement « la voie ». On peut vraiment lui donner n'importe quel nom. Dans la philosophie chinoise, une expression traduit joliment ce que j'entends par là : « Le Tao que l'on peut décrire n'est pas le Tao éternel. »

Lorsque mon activité d'acupuncture a pris de l'ampleur, ma foi en ma discipline s'est renforcée *et* j'ai senti la pression grandir. J'avais débarqué à New York animée d'un enthousiasme plein d'optimisme intact : je pensais que j'allais faire le bien, aider les gens à aller mieux et que le monde allait apporter sa contribution pour me soutenir. Mais, à vrai dire, ce n'était pas aussi simple.

Même si mes capacités étaient en train de s'étoffer, je n'avais pas encore appris à les gérer de façon responsable. Je ne pouvais me résoudre à refuser le moindre patient. J'enchaînais donc les séances et donnais plus de moi-même que je ne pouvais me le permettre. J'étais épuisée et submergée, mais également peu armée pour gérer la dimension commerciale de mon activité. Je passais tellement de temps à établir un lien de confiance et d'affinité avec mes patients – créant un climat propice aux soins – qu'il m'était difficile de changer de casquette pour prendre des décisions pratiques. J'en ai très vite payé le prix. Le plus pénible, c'est qu'un collègue avec qui je collaborais sur un projet depuis plus d'un an s'est attribué notre travail et a monté un projet concurrent. Depuis, je me suis faite à l'idée, dans les affaires comme dans la vie, d'être inévitablement confrontée à des individus imprévisibles, mais à l'époque, j'ai été complètement prise de court.

Je me suis souvenue d'un ouvrage intitulé *Conversations avec Dieu : un dialogue hors du commun**, qu'un ami avait laissé chez moi. Dès la première page, je n'ai plus pu le reposer. L'auteur, bien qu'employant le terme « Dieu », donnait, sans porter de jugement, des conseils laïques qui m'ont parlé de manière très claire et saisissante. J'ai réalisé par la suite qu'il mettait des mots sur des expériences figurant parmi les plus puissantes de mon travail énergétique.

J'ai contacté Neale Donald Walsch, l'auteur de ce livre, en évoquant un projet en rapport avec les différentes manières de définir Dieu. Mais lorsque nous avons enfin été en contact, nous avons parlé de mon épuisement et de l'anxiété que j'éprouvais en pensant à l'avenir. En plein milieu de notre conversation, sentant peut-être que je n'étais pas en état de me lancer dans quelque projet que ce soit, Neale m'a demandé de but en blanc : « Avez-vous besoin d'un mentor ? »

Et c'est là qu'a débuté notre amitié enrichissante.

• • •

Au début des années 1990, Neale a vécu toutes sortes d'épreuves alors qu'il abordait la cinquantaine : sa maison a pris feu, ravageant tous ses biens, son couple a volé en éclats et il a eu un grave accident de voiture dont il est sorti avec une fracture des cervicales. Une fois guéri physiquement et capable de faire le point, il a constaté que sa vie était en lambeaux. Il était seul, SDF et sans

---

* Walsch, N. D., *Conversations avec Dieu : un dialogue hors du commun*, traduit par Michel Saint-Germain, Ariane Éditions, Outremont, 2009.

emploi. Il s'est installé dans une tente en périphérie d'Ashland, dans l'Oregon. Il a fini par rassembler à grand-peine suffisamment d'argent pour louer une petite villa et, au printemps 1992, il a pris un carnet puis s'est mis à écrire une lettre pleine de colère à Dieu pour se plaindre de sa malchance.

Et Dieu lui a répondu.

« À ma grande surprise, pendant que je griffonnais la dernière de mes questions amères et insolubles, et que je m'apprêtais à déposer ma plume, ma main est restée suspendue au-dessus du papier, comme retenue par une force invisible*, a écrit Neale dans ce qui allait devenir *Conversations avec Dieu*, le premier livre d'une trilogie qui a depuis été traduit dans trente-sept langues. Je n'avais aucune idée de ce que j'étais sur le point d'écrire, mais comme une idée semblait vouloir émerger, j'ai décidé de la laisser venir**. »

Il s'est ensuivi une conversation surprenante, rafraîchissante et édifiante, Neale posant les questions difficiles et quelqu'un, *quelque chose*, qu'il a ressenti comme étant Dieu, lui offrant des réponses qu'il a consignées par écrit, exactement (comme il l'a décrit par la suite) comme une personne à qui l'on dicte un texte. Le ton de ce Dieu n'est pas menaçant, ni sévère, ni abstrait, mais plein d'humanité et accessible.

Un jour, j'ai demandé à Neale, qui avait plus de 70 ans et affichait une sorte de beauté céleste, pourquoi il pensait que son interlocuteur, cette voix qui lui avait parlé, avait choisi de se baptiser Dieu, nom qui faisait un peu tressaillir certaines personnes comme moi. Ma résistance a pour origine l'Église méthodiste de

* *Ibid.*

** *Ibid.*

mon enfance, au sein de laquelle ma grand-mère était prédicatrice laïque. Elle et sa communauté religieuse se servaient souvent de Dieu comme d'une représentation et justification de leurs jugements, donnant une dimension punitive à la foi. J'ai compris dès mon enfance en Angleterre, puis en tant qu'adulte par la suite, que la religion peut s'avérer, d'une manière générale, restrictive. Dans certains cas, comme celui de l'Église méthodiste, on le doit au dogme associé à l'histoire de leur foi. Dans d'autres, c'est parce que la religion anthropomorphise ce que je perçois comme une énergie supérieure dotée d'une grande capacité d'adaptation à nous. Mais, dans l'ensemble, je pense que nous percevons tous la même chose : il existe une force supérieure qui nous surveille d'une certaine manière. À mes yeux, cette force (champ énergétique ou source) est un peu plus imprévisible, car elle réagit à ce que nous faisons de notre propre champ énergétique, aussi bien individuellement que collectivement.

C'est dans ce but que Neale a répondu à ma question en disant que nous n'avons pas besoin de cesser d'employer le terme « Dieu », mais plutôt de nous interroger sur sa véritable signification. « Où *se trouve* Dieu dans tout ça ? a-t-il demandé. C'est la question centrale que doit se poser l'humanité. Existe-t-il quelque chose que nous ne comprenons pas complètement et qui changerait tout si nous la cernions* ? »

J'ai confié à Neale toute ma colère – absurde et absolue – envers l'homme qui s'était approprié mon travail, m'avait volé mes clients

* Sauf mention contraire, les propos de Neale Donald Walsch cités dans ce chapitre sont extraits d'une conversation de Neale Donald Walsch avec l'auteure en juillet 2017.

et du même coup plongée dans une situation financière précaire. Je lui ai dit que j'enchaînais les nuits blanches, grinçais des dents et ressassais le fait que cet homme – à qui j'avais généreusement offert mon temps, mon énergie et ma créativité – m'avait pris beaucoup de choses. J'ai demandé à Neale pourquoi cela s'était passé ainsi. Que dirait son Dieu ?

« Si j'étais Dieu, a répondu Neale, je dirais que tu étais ingrate. Beaucoup de choses te sourient – ton premier livre est un succès, tu as monté un cabinet suffisamment solide pour résister à ce genre de tempête. Qu'est-ce que cet homme t'a pris, en fait ? Et s'il était venu t'apprendre à exploiter tes idées et à les communiquer aux gens en toute sincérité ? » En gros, Neale me conseillait vivement d'être heureuse de tout ce que j'avais, mais aussi, curieusement, d'être reconnaissante que cet homme ait débarqué dans ma vie. « La gratitude est l'élément le plus important, l'outil le plus puissant de cette caisse à outils qui nous est fournie pour vivre nos existences d'humain, a-t-il dit. Tout ce à quoi tu résistes persiste. Mais tout ce que tu contemples avec gratitude perd sa forme illusoire. »

J'ai fini par comprendre que les propos de Neale étaient ancrés dans une foi plus profonde que la mienne. Comme l'a expliqué Dieu – le Tao, la source ou quel que soit le nom que nous souhaiterions donner à ce soutien divin – à Neale, le processus de construction de notre vie « comprend la foi, ou le savoir. C'est la foi absolue. C'est au-delà de l'espoir… Cet espace du savoir en est un d'intense et d'incroyable gratitude. C'est le fait d'être *reconnaissant à l'avance*. Voilà, peut-être, la plus grande clé de la création : être reconnaissant *avant* cette création, et *pour elle**. »

---

* Walsch, N. D., *Conversations avec Dieu : un dialogue hors du commun*, *op. cit.*

Neale va plus loin dans la définition de la notion de gratitude, en lui donnant une dimension thérapeutique. Il est important selon lui de demeurer reconnaissant lorsque l'on commet des erreurs et qu'on vit des tragédies, et que cet état d'esprit vous fait avancer. « Quand nous cessons de résister à ce que nous considérons comme des événements indésirables, la modification de notre énergie intérieure se met à influer sur la situation extérieure d'une manière qui peut s'avérer salvatrice, m'a dit Neale. Cela peut modifier la donne. »

Et c'est ainsi que je me suis débarrassée de ce ressentiment qui me rongeait depuis un an. Je me suis versé un verre de vin, que j'ai levé à la santé de l'homme qui m'avait escroquée en lui disant : « Merci. » Et c'était sincère. J'ai finalement compris que, bien qu'ayant été très chahutée, tout ce que j'avais vécu était normal. C'était un conseil plus compliqué qu'il n'y paraissait, car il provoquait des effets vraiment profonds. Après tout, cet homme ne m'avait rien pris d'essentiel. Cela m'a permis de prendre conscience que j'étais tout à fait heureuse de la vie que je menais. De temps en temps, j'apprenais qu'il avait exploité mes travaux d'une nouvelle manière afin de mettre en avant son entreprise, et même si chaque trahison faisait l'effet d'un uppercut, je parvenais chaque fois à transformer ma colère en gratitude.

Outre la gratitude, la croyance a également beaucoup d'impact. « La croyance nous apporte ce que nous espérons de tout notre cœur », m'a expliqué Neale. Cela s'est révélé exact pour mon lâcher-prise. Une fois convaincue que cet homme n'était pas en mesure de m'amoindrir, il n'a plus été capable de le faire, effectivement. Je lui avais octroyé le pouvoir de le faire et lui reprenais désormais ce pouvoir. Mais, dans une acception plus profonde, la notion de *croyance* signifiait à mes yeux m'abandonner au mystère de l'énergie que je sentais me traverser lors des séances avec mes patients – et dans laquelle, comme je l'avais découvert, je puisais. Je me suis aperçue qu'il me fallait accepter cette force positive dont je ne devais pas avoir peur ou qu'il ne fallait pas essayer de contrôler.

La gratitude et la croyance sont incompatibles avec tout vif désir, car il se trouve en son sein une pensée originale ou cachée – ce que Neale (et le Dieu de Neale) appelait une « pensée racine ». Cette pensée racine – selon laquelle vous êtes, disons, une personne qui ne parvient pas à obtenir ce qu'elle veut ou qui est victime d'une tragédie – devient en fait la réalité. Cela peut paraître énigmatique, mais le principe élémentaire est le suivant : la croyance et la gratitude ne doivent pas reposer sur une volonté d'obtenir plus, mais viser ce que l'on a *déjà*. Si nous demandons quelque chose – *s'il vous plaît, faites en sorte qu'il ne m'arrive plus de malheurs* –, nous envoyons le message selon lequel nous sommes dans un état de manque, et c'est justement ce que l'univers nous enverra en retour. Mais si nous éprouvons de la gratitude, nous disons à l'univers que nous avons déjà ce que nous souhaitons. À ce titre, la source converse avec nous, contribuant à la forme prise par notre existence.

« Tu es une grosse machine à création et tu produis une nouvelle manifestation à la vitesse de la pensée, littéralement, conseille le Dieu de Neale. Les événements, les incidents, les choses qui arrivent, les conditions, les situations, tout cela est créé par la conscience individuelle, suffisamment puissante. Tu peux imaginer quel genre d'énergie créatrice se déchaîne chaque fois que deux personnes ou *plus* se rassemblent en mon nom. Et la conscience *collective* ? Alors, *ça*, c'est suffisamment puissant pour créer des événements et des situations d'importance mondiale, aux conséquences planétaires. Il ne serait pas exact de dire (au sens où tu l'entends) que tu choisis ces conséquences. Tu ne les choisis pas plus que moi. Comme moi, tu les observes. Et lorsque tu choisiras *qui tu es, tu en tiendras compte**. »

À la base, c'est une question de perception : si nous modifions nos points de vue pour les rendre plus positifs, nous nous sentirons probablement mieux. Mais lorsque nous modifions vraiment nos émotions, nous créons également une nouvelle réalité. (C'est ce que le Global Consciousness Project surveille essentiellement grâce à son réseau mondial de générateurs de nombres aléatoires.) À savoir que nous diffusons tous dans le monde des informations ayant le pouvoir de refaçonner non seulement notre vie, mais également nos situations collectives. La clé est de ressentir *réellement* l'évolution vers la gratitude – il ne peut s'agir d'une pensée automatique ou d'une stratégie.

Je me suis aperçue que j'interagissais précisément de cette manière avec la source et que je réalisais des changements dans mon cabinet. Lorsque j'étais avec Andrew, mon patient souffrant d'un cancer de la prostate, et que je sentais l'énergie me traverser – avec ces picotements au niveau de ma colonne vertébrale –, cela me rappelait que si je me disais par exemple, *Je vous supplie de faire qu'Andrew recouvre la santé*, ou que je demandais le pouvoir de le guérir, ce sentiment s'estompait ou disparaissait carrément. Mais si je parvenais à me distraire – et à faire disparaître ma pensée racine, qui véhiculait un sentiment de besoin –, l'énergie me traversait une

---

* *Ibid.*

fois de plus avec force. Neale m'a appris que cette pensée derrière la pensée, à laquelle je crois désormais fermement, est « l'énergie brute qui propulse le moteur de l'expérience humaine*. »

Et, comme l'a expliqué Neale, chaque pensée racine – chaque pensée, parole et action humaine sans exception – repose sur la peur ou l'amour. « La peur est l'énergie qui contracte, ferme, attire, dissimule, accumule, fait du mal. L'amour est l'énergie qui développe, ouvre, envoie, révèle, partage, soigne. Vous avez tout loisir de choisir celle qui vous sied. »

Cela m'a tellement éclairée – c'était très simple mais également profondément transformateur – que j'ai décidé qu'à l'avenir j'allais prendre mes décisions en conscience, et particulièrement dans le cadre professionnel, dans la mesure où il s'agissait de celles pour lesquelles je n'avais pas le meilleur instinct. J'ai même commencé à porter un élastique autour du poignet, que je faisais claquer lorsque je prenais une décision, de manière à avoir bien en tête la question essentielle : amour ou peur ?

• • •

Mais, malgré ces différentes révélations, j'étais sans cesse confrontée à la même difficulté lorsque je conversais avec Neale. S'il existe un Dieu, ou une source, que l'on souhaite voir nous répondre positivement, pourquoi arrive-t-il des choses terribles aux gens bien ? Si je crois, que je suis reconnaissante et que je choisisse l'amour et non la peur, est-ce que cela me protégera ? Et si j'avais choisi la peur à l'heure de proposer de travailler

---

* *Ibid.*

avec l'homme qui a fini par voler mes travaux ? Et si ma mère avait pris le parti de la peur lorsqu'elle luttait contre la dépression ? Cet Irlandais mort en soins palliatifs m'avait paru l'une des personnes les plus reconnaissantes qu'il m'ait été donné de rencontrer – et pourtant, il est mort à un âge où la plupart des gens commencent tout juste à construire leur vie et à fonder une famille.

Les réponses précises étaient les suivantes : oui, tu as choisi la peur en étant obnubilée par l'idée que cet homme t'avait trompée et humiliée. Ta mère a agi par peur parce qu'elle considérait le monde hostile à cause d'une éducation difficile – qui a provoqué sa dépression. Tu ne sais pas si l'Irlandais n'a pas eu une mort paisible chez lui parce qu'il était plein de *gratitude* ? Le fait de choisir l'amour et non la peur ne nous protège pas du tumulte de l'existence, mais influe sur notre réponse au sort qui nous est réservé – et à la manière dont l'univers diffusera son énergie autour de nous.

La réponse globale était : nous ne faisons qu'un. Nous sommes tous des pièces d'une même chose. Nous sommes là, chacun avec son incarnation physique, mais avec une source commune qui nous unit. Nous vivons une dualité – le yin et le yang, la matière et l'énergie, le bien et le mal – pour que la source (ainsi que nous-mêmes) saisisse tout le spectre de l'existence humaine. Comme je l'ai indiqué, dans la philosophie chinoise, tout élément a son contraire : le yin est le versant sombre de la montagne, tandis que le yang est la lumière. Les deux sont toujours dans un état d'équilibre dynamique et changent donc sans cesse de manière plus ou moins subtile. Cela pourrait également être décrit comme un échange fluctuant entre la source, nous et autrui.

C'est au passage ce qui distingue, entre autres, la religion des soins énergétiques. La religion propose un pouvoir supérieur, distinct de nous, qui crée, comme le dit Neale, « une théologie de la séparation : Dieu est là-bas et nous, ici, ce qui crée une cosmologie de la séparation, laquelle produit une psychologie de la séparation – je suis distinct de tous les autres –, engendrant une sociologie de la séparation – des sociétés entières qui pensent qu'elles sont différentes des autres, ce qui provoque inévitablement une pathologie de la séparation observable au sein de l'espèce humaine depuis le début de l'histoire de l'humanité. La croyance ou l'incompréhension la plus cruciale et nuisible entretenue par les êtres humains est cette notion de séparation. La solution est d'adhérer enfin au principe selon lequel nous ne faisons tous qu'un ».

Un jour, alors que nous parlions de ce sujet, Neale a levé la main, les doigts bien écartés. « Est-ce que le fait que mes doigts soient attachés à une main signifie que chacun d'eux n'a pas d'existence à part entière ? a-t-il demandé, sa main dépliée planant entre nous deux. Le fait que tout soit lié n'empêche pas mes doigts d'être profondément individuels. L'unité ne gomme pas l'individuation. » Ce point s'est avéré crucial pour moi. Même si je cultivais ma gratitude et que je faisais claquer l'élastique sur mon poignet dans une volonté de choisir systématiquement l'amour, j'éprouvais également une inquiétude lancinante, craignant que l'on profite une nouvelle fois de moi ou que je me retrouve de nouveau submergée par le travail énergétique que j'effectuais. (Ce qui, comme l'a souligné Neale, signifiait que j'optais pour la peur.) Mais ce concept d'individuation m'a aidée à comprendre comment toujours avoir en tête cette unité *et* à fixer des limites.

Lorsque j'ai commencé à tisser des liens énergétiques plus intenses avec mes patients, j'ai eu de plus en plus de mal à saisir où je m'arrêtais et où commençaient les autres. J'avais besoin de ce rappel crucial : bien que nous fassions tous partie de la même chose, nous *ne sommes pas* identiques, une personne peut agir par peur et une autre par amour, et il est nécessaire de se construire une autoprotection psychologique et énergétique. Depuis, je suis capable de passer avec une certaine fluidité de l'amour transcendant que je ressens dans ma clinique – qui est une sensation pure et unique jamais ressentie ailleurs, pas même dans mes rapports familiaux les plus intimes – aux interactions plus rudes et ordinaires de la vie quotidienne. L'un demande une foi inébranlable et les autres une vision claire de mes besoins et une volonté de les communiquer en toute franchise.

À un moment, dans *Conversations avec Dieu**, Dieu explique en détail la manière dont les pensées créent une forme d'énergie subtile mais influente. Il laisse entendre qu'une fois les pensées négatives mises en branle, particulièrement au stade où elles prennent une forme physique, comme une maladie, il faut un changement de point de vue pour en venir à bout. Cela a attiré mon attention, car cette notion rejoignait le concept de stagnation en médecine chinoise, lorsque l'énergie se retrouve coincée à cause d'une émotion non exprimée ou extrême.

Lors de la lecture, ma fréquence cardiaque a légèrement augmenté à mesure que les mots me renvoyaient à mon vécu personnel. « Les guérisseurs ont cette foi qui atteint la Connaissance absolue. Cette connaissance est également une pensée, d'ailleurs

---

* *Ibid.*

très puissante. Elle a le pouvoir de soulever les montagnes, sans parler des molécules de ton corps* », écrit Neale. J'avais beau être à la troisième lecture de ce livre, je ne me souvenais pas de ce passage. Mais, cette fois-ci, puisque je considérais l'énergie puisée dans l'univers comme une force puissante, ces mots m'ont frappée de plein fouet par leur profondeur. J'ai lu ce passage comme un appel aux armes : je suis persuadée d'être capable de canaliser l'énergie d'une source ayant le pouvoir de guérir – et c'est mon privilège et ma responsabilité d'en faire profiter les autres.

Grâce à mon mentor Neale, j'avais tiré un enseignement spirituel, mais je disposais également désormais d'une vision plus claire de ce à quoi j'accédais grâce à mon travail énergétique et à l'acupuncture. Neale m'a aidée à croire à ce que je savais intuitivement en tant que praticienne : nous communiquons plus souvent que nous ne l'imaginons avec la source, ce champ énergétique plus vaste. Le plus difficile pour moi a peut-être été cet acte de foi nécessaire pour y croire, mais j'étais prête grâce aux expériences vécues dans l'unité de soins palliatifs et avec mes patients dans mon cabinet.

Cependant, toujours désireuse de bénéficier de points de vue supplémentaires pour comprendre le rôle de l'énergie dans notre vie, je me suis tournée vers des personnes ayant eu des expériences similaires avec cette énergie, ainsi que d'autres étudiant son existence. À ce stade, je m'étais également mise à explorer la physique quantique. Et, au moment où je commençais à avoir une perspective plus large – les dimensions spirituelle et scientifique commençant à s'ajuster –, j'ai rencontré Kiran Trace. Une vieille amie remontant à l'époque de l'école d'acupuncture, désormais

---

* *Ibid.*

psychologue et praticienne de médecine chinoise respectée, m'a parlé de Kiran, me disant que nous avions toutes deux un centre d'intérêt similaire pour la frontière entre science et spiritualité. Elle avait elle-même consulté Kiran à titre personnel et pensait qu'elle pouvait me faire découvrir des idées nouvelles sur le fonctionnement de la médecine énergétique. Ayant totalement confiance en cette amie, j'ai immédiatement contacté Kiran.

Kiran se décrit comme professeure et coach de vie, mais pour moi, elle a également créé un lien bien marqué entre les interprétations spirituelle et scientifique de l'énergie. Bien qu'ayant fait un bon bout de chemin avec Neale et développé une solide croyance dans le champ énergétique (ou source), j'avais toujours du mal à visualiser sa fonction plus large dans le monde. J'avais une idée de son rôle thérapeutique – que j'avais expérimenté sur moi-même –, mais comment interagissions-nous au quotidien avec cette source ? À quoi ressemblait-elle ? C'était un concept tellement insaisissable que j'avais du mal à l'appréhender.

En revanche, Kiran incarnait cette idée – au sens propre. En 2005, Kiran a eu une révélation. Alors qu'elle était assise sur son lit en train de mettre ses chaussures, elle a soudain pensé : *Nous ne cernons jamais vraiment la beauté de notre corps, qui est pourtant plein de lumière**. C'était une pensée étrange et elle n'était pas certaine de la raison pour laquelle elle lui avait traversé l'esprit, mais elle s'est révélée comme la dernière de sa vie telle qu'elle la connaissait. Elle raconte que lorsqu'elle a levé les yeux, elle a

* Sauf mention contraire, les propos de Kiran Trace cités dans cet ouvrage sont extraits d'une conversation de Kiran Trace avec l'auteure en juillet 2017, à New York.

« regardé le mur et il n'y avait pas de mur, pas de chambre, et même la lumière avait disparu ». Elle m'a dit : « Et je me suis retrouvée avec cette pensée et rien d'autre. »

Comme elle me l'a expliqué, au lieu de voir le mur de sa chambre, la seule chose qu'elle voyait « était un choix, celui de percevoir cet espace comme un mur ». « Je voyais le choix collectif, historique et profond de percevoir cet espace bien précis comme un "mur". »

Kiran est persuadée qu'à cet instant précis, elle a perdu une sorte de filtre mental et, du même coup, le sentiment d'avoir un moi distinct. « Savez-vous comment en classe de [6e] ou [5e], nous apprenons que tout est constitué d'atomes ? écrit-elle dans son livre, *Tools for Sanity*. Un atome est constitué d'un électron qui circule autour d'un neutron, magnétiquement attiré par le proton se trouvant à l'intérieur, et tout est constitué de ces atomes circulant dans l'espace. En apparence, vous avez un mur ou une table, mais c'est en fait un vaste espace rempli d'atomes en mouvement. Je parvenais à voir cet espace à l'intérieur des murs et tables. J'ai commencé à avoir une vision plus quantique des choses, à y voir des choix, un potentiel – l'énergie potentielle, la grandeur prenant forme. » L'« énergie potentielle » qu'elle décrit ressemble à mes yeux au Tao, le vide d'où émane l'univers.

Ce n'était cependant pas une révélation spirituelle pour Kiran – « J'enseigne la réalité et non la spiritualité », vous dira-t-elle –, c'était plutôt comme si elle était soudain en mesure de voir le monde dans toute sa vacuité originale, dépourvu de toute forme. Et ce qu'elle ressentait était si fort qu'elle considère cela comme une mort. « Je me souviens d'avoir marché dans la rue deux jours après être morte, écrit-elle. J'observais toute cette folie ambiante, m'estimant la seule personne sobre dans un monde rempli d'ivrognes dingues… Je ne savais même pas comment parler. C'était comme si chaque mot que je prononçais [recréait] l'enfer dont j'avais appris à parler sous mon identité erronée. »

Kiran a fini par apprendre à assimiler ce qui s'était produit, ainsi que le langage de cet autre monde. Elle est persuadée de fonctionner au tout premier niveau de l'unité – suggérant au passage qu'il s'agit de celui auquel nous évoluons tous, mais dont nous n'avons pas conscience, car nous ne dépassons pas le stade de nos identité et ego ou de notre « corps qui souffre », comme l'appelle Kiran, pour en avoir conscience. En ce nouvel endroit – « un vaste vide qui s'abandonne au rêve » –, c'était comme si elle regardait un film montrant une image de Brad Pitt et Angelina Jolie, par exemple, en train de rouler en voiture. « Vous êtes au cinéma et vous savez qu'il s'agit simplement d'une projection de lumière diffusant ces images et qu'il n'y a aucun acteur devant vous, a-t-elle expliqué. C'est ainsi que le monde se présentait à mes yeux. »

Au cours de mes études sur les cultures très anciennes, j'avais appris que les chamans sud-américains ont longtemps cru que nous rêvons du monde dans lequel nous vivons – ce concept de réalité projetée ne m'était pas complètement étranger. J'avais également appris récemment par le biais de mes travaux de recherche scientifiques que certains physiciens parmi les plus éminents avaient émis l'hypothèse que notre réalité physique était une projection – comme un hologramme – et que ce que nous percevions comme une réalité en 3D était stocké sur une surface bidimensionnelle au bord de l'univers.

« Ce concept est semblable aux hologrammes ordinaires pour lesquels une image en 3D est encodée sur une surface en 2D, comme pour l'hologramme d'une carte de crédit, souligne Kostas

Skenderis, professeur de sciences mathématiques à l'université de Southampton. Mais, cette fois-ci, c'est tout l'univers qui est encodé*. » Autrement dit, le monde en apparence solide qui nous entoure et la dimension temporelle sont projetés à partir d'informations stockées sur une surface plane en 2D.

Comme vous pouvez l'imaginer, ce n'est pas une hypothèse facile à prouver, mais Skenderis faisait partie d'une équipe qui a fourni la première vraie observation étayant la théorie selon laquelle notre univers pourrait être un immense hologramme d'une complexité presque incompréhensible. Des chercheurs de l'université de Southampton (Royaume-Uni), de l'université de Waterloo (Canada), du Perimeter Institute (Canada), de l'Istituto Nazionale di Fisica Nucleare (INFN) de Lecce (Italie) et de l'université du Salento (Italie) ont publié leurs conclusions dans la revue *Physical Review Letters*.

Le saviez-vous ?

Les progrès réalisés dans la fabrication des télescopes et d'autres appareils de mesure ont permis aux scientifiques de récupérer des informations dissimulées dans le « bruit blanc » de l'univers, également connu sous le nom de « rayonnement cosmologique fossile », qui correspond aux premiers instants ayant suivi le big bang.

* « Study Reveals Substantial Evidence of Holographic Universe », université de Southampton, https://www.southampton.ac.uk/news/2017/01/holographic-universe.page.

Comme Skenderis l'a dit à des journalistes lorsque ses travaux de recherche ont été publiés en janvier 2017, « l'holographie est un immense bond en avant concernant notre conception de la structure et de la création de l'univers. La théorie de la relativité générale d'Einstein explique très bien presque tout ce qui est à grande échelle dans l'univers, mais commence à être moins fiable lorsqu'elle se penche sur ses origines et ses mécanismes au niveau quantique. Des scientifiques œuvrent depuis des décennies à associer la théorie de la gravité d'Einstein et la théorie quantique. Certains estiment que la notion d'univers holographique pourrait réconcilier les deux. J'espère que nos travaux de recherche nous feront progresser vers cet objectif*. »

En fait, la dernière théorie du célèbre cosmologue Stephen Hawking, soumise avant sa mort, mais publiée à titre posthume dans *The Journal of High Energy Physics*, en mars 2018, adopte l'idée d'un univers holographique, émettant l'hypothèse qu'il ne s'agit pas d'une projection spatiale, mais d'une projection temporelle d'avant le big bang. Avant sa mort, Hawking a affirmé : « Nous n'appartenons pas à un seul et unique univers, mais… à un petit éventail d'univers possibles. »

Si la réalité que nous percevons est plus holographique que nous ne pouvons le comprendre, Kiran voit l'espace se trouvant derrière l'illusion comme un personnage de *Matrix*. L'expérience de Kiran me fait dire que la vie émane d'un champ énergétique unifié rempli d'informations. Nous communiquons avec ce champ par

* Beall A., « Theory Claims to Offer the First "Evidence" Our Universe Is a Hologram », *Wired*, http://www.wired.co.uk/article/our-universe-is-a-hologram.

le biais de nos pensées, sentiments, mots et actions et, ce faisant, nous influons, non seulement sur notre existence, mais également sur celle d'autrui.

• • •

Au fil du temps, Kiran a non seulement appris à s'adapter à sa perception unique, mais a également découvert comment se servir de sa conscience particulière pour aider les autres. Et bien qu'elle ne se décrive pas comme une praticienne, j'ai appris énormément de choses sur la guérison grâce à elle.

« Cette intelligence immense et spacieuse n'est pas immobile, explique Kiran. Et quand elle bouge, elle prend parfois des formes d'une grande densité énergétique, comme une blessure, une douleur, une sorte de douleur dans notre organisme. Nous pouvons ressentir cette douleur physiquement, émotionnellement et mentalement. Cette douleur a une voix, une boucle très agressive dans notre esprit qui nous dit toutes sortes de choses effrayantes… C'est la vraie raison pour laquelle nous éprouvons un manque, des limites : à cause de cette histoire présente dans notre esprit et constamment alimentée par la peur. »

Dans ma pratique de l'acupuncture, j'ai vu à de nombreuses reprises des patients submergés par l'émotion dès que je plantais la première aiguille. Ils disent invariablement qu'ils ignorent pourquoi ils sont bouleversés à ce point, tout en sanglotant sur la table de ma petite salle de soins. Je suis persuadée que la mémoire n'est pas uniquement présente dans notre cerveau, mais également au niveau cellulaire. Quand, soudain, mes patients se retrouvent inexplicablement accablés de chagrin pendant une séance d'acupuncture, on dirait que j'ai réveillé un traumatisme émotionnel – la « forme d'une grande densité énergétique » décrite par Kiran, mais considérée en médecine chinoise comme la stagnation du *qi*. En la libérant, je pense que mes patients expriment la douleur émotionnelle et énergétique qui se trouvait à cet endroit. Une étude menée en 2015 par des chercheurs de l'université de Californie de Los Angeles montre en fait que des traces de souvenirs peuvent se trouver à l'intérieur du noyau d'une cellule et être déclenchées par un petit stimulus de rappel, indiquant que les souvenirs peuvent littéralement se trouver stockés dans le corps*.

Kiran emprunte une autre voie pour trouver ces zones où l'énergie stagne. Elle est en fait capable de visualiser les blocages dans l'organisme. « Chacun met en lumière une chose bien précise, et cela me permet de savoir sur quoi travailler, m'a-t-elle dit. Je les guide pour qu'ils prennent conscience de l'endroit où se trouve l'obstacle. Par exemple, je vais avoir un flash exprimant la peine, des tensions entre une personne et son conjoint, mais généralement l'obstacle a une origine bien plus ancienne. Nous la retraçons ensemble. Nous parlons de la naissance de ce schéma, de la manière dont il s'est ancré dans leur organisme. »

Je parle régulièrement à Kiran. Son point de vue unique m'a aidée à surmonter les difficultés quand mon activité a pris de l'ampleur. Mais comme à chaque étape de ce périple, j'ai dû m'adapter. La première fois que j'ai consulté Kiran, elle m'a dit que j'avais un blocage au niveau du plexus solaire, situé dans la partie supérieure

* Cosier, S., « Could Memory Traces Exist in Cell Bodies? », *Scientific American*, 2015, https://www.scientificamerican.com/article/could-memory-traces-exist-in-cell-bodies/.

de l'abdomen. Elle m'a indiqué qu'il provenait d'une peur pour ma survie remontant à l'enfance, mais je pensais que si ce blocage était bel et bien là, je l'aurais déjà senti – après tout, je passais mes journées à révéler ce genre de choses à mes patients. Je l'ai donc poliment écoutée me dire qu'elle voyait cette stagnation, puis j'ai poursuivi ma journée. Mais par la suite, alors que je me trouvais chez moi, j'ai repensé à l'époque où j'étais petite, recroquevillée en position fœtale, les mains sur l'abdomen pendant que ma mère piquait une crise. Je protégeais instinctivement la partie même de mon corps désignée par Kiran, où je conservais ma douleur. J'ai réalisé que si j'avais un point faible, c'était bien au niveau de la partie supérieure de mon abdomen. Depuis ma naissance, je souffrais d'allergies alimentaires et de problèmes digestifs. À différentes périodes, on m'avait diagnostiqué toutes sortes de choses, comme des polypes dans la vésicule biliaire et une hernie hiatale. Ça a fait tilt dans mon esprit. Toutes ces affections étaient situées au niveau du plexus solaire. Était-il possible que j'aie stocké beaucoup d'énergie négative dans cette partie de mon corps ? Y avait-il une densité à cet endroit et sa libération améliorerait-elle mon état de santé ?

Quand j'ai fini par rendre les armes, reconnaissant que Kiran avait raison, elle m'a appris à déplacer cette énergie, à me concentrer sur un souvenir me rendant heureuse. J'ai balayé les flashs qui me revenaient, essayant de trouver un souvenir source de chaleur et de sécurité, me sentant quelque peu oppressée par l'effort que cela demandait – jusqu'à ce que je finisse par tomber sur quelque chose. Dans un coin de la maison de mon enfance se trouvait une fenêtre dotée d'un vitrail. Je me cachais dessous et, lorsqu'il faisait soleil, un faisceau rouge me traversait et je m'enroulais dedans. Respectant les instructions de Kiran, je me suis souvenue de la chaleur et du réconfort que m'apportait ce faisceau rouge, puis j'ai imaginé qu'il pénétrait mon plexus solaire. Et j'ai visualisé cette énergie chaude et réconfortante entrer en contact avec la densité de la douleur, et le nœud a commencé à se défaire. Au départ, les changements étaient imperceptibles, mais au fil du temps, ma gêne abdominale est passée à l'arrière-plan, puis un jour, je me suis aperçue qu'elle n'était plus aussi aiguë.

Kiran m'a appris qu'il est impossible de déplacer de force une énergie bloquée. Et je dois avouer que j'aurais déjà dû le savoir en tant qu'acupunctrice. On ne peut la déplacer qu'avec douceur et amour. Et Kiran est persuadée – ce qui rejoint la notion défendue par Neale sur le choix de la peur et non de l'amour – que l'être humain a instinctivement tendance à s'attacher à sa douleur et non à son bonheur. Kiran et Neale insistent tous deux sur le fait que la source réagit à ces choix et à l'énergie qui en résulte.

Kiran existe désormais sans un moi « distinct de tout un chacun ». Elle a plus accès aux choix, à la grandeur et au champ d'unité connecté qui ressemble à la paix et à la lumière immersive décrite par mes patients de l'unité de soins palliatifs. Je saisis cela sur le plan intellectuel, et je ressens ce bien-être et cette paix lorsque je parle avec elle, même si je ne peux pas toujours les vivre. Mais je peux y accéder à travers les soins que je dispense.

Mais lorsque j'associe mon point de vue spirituel à la science, je cerne mieux à travers mes sens les soins énergétiques et la vie proprement dite. Si la spiritualité part du principe que le monde est vaste et infini, la science cherche à définir et à limiter, pour ne discerner que ce qui est mesurable – mais en définitive, elles tendent toutes les deux vers la même chose. Elles essaient de comprendre l'univers.

SI VOUS SOUHAITEZ PRATIQUER

L'ancrage et l'ouverture

Certains praticiens se servent de rituels pour se protéger de l'énergie qu'ils jugent négative. J'ai toujours eu le sentiment que cela reflétait une peur sous-jacente (plus susceptible de causer une restriction et une contraction). Cet exercice est destiné à vous aider à ancrer et ouvrir votre corps de manière à puiser dans la vaste matrice d'intelligence présente dans le champ autour de vous et à l'intérieur de vous – champ que j'appelle « source » mais que l'on peut tout aussi bien désigner sous les termes de « Dieu » ou Tao. Comme la source circule en vous, vous n'en êtes jamais séparé, bien que vous en ayez parfois le sentiment. Cette visualisation contribue à renforcer la connexion.

- Tenez-vous debout les pieds écartés de la largeur des épaules, bras le long du corps. Pliez légèrement les genoux et répartissez votre poids pour vous sentir complètement stable.
- Basculez légèrement votre bassin vers l'avant, en conservant le dos bien droit.
- Portez votre attention sur la base de votre colonne vertébrale et imaginez un cordon énergétique, comme un faisceau laser, s'enfonçant profondément dans le sol. Ressentez vos pieds sur le sol et remarquez comme vous vous sentez plus lourd et ancré.
- Imaginez une boule de lumière brillante au-dessus de vous, puis visualisez-la entrer dans votre corps par le

sommet de votre crâne. Ressentez la lumière remplir votre corps, parcourir votre tronc et aller jusque dans vos membres.

Lorsque vous effectuez cet exercice, il est possible que vous commenciez à vous sentir connecté à l'énergie de la source. Et, d'après mon expérience, plus vous vous exercerez, plus vous ressentirez l'intelligence de cette énergie. Par exemple, en ce moment, si je perds mes clés (ce que je semble faire régulièrement), je prends cette posture, je m'ancre, je me connecte et je demande conseil. Et je retrouve alors immanquablement mes clés quelques instants plus tard.

4

EN LABO

Par une superbe journée au début de l'été 2017, Bill Bengston*, professeur de sociologie au St. Joseph's College, a pris place sur l'estrade d'un auditorium de Yale pour présenter le physicien de 87 ans Robert Jahn – un peu frêle, mais toujours investi dans sa mission. Admiratif, le public l'a accueilli chaleureusement : Jahn était un géant dans leur domaine d'activité. (Malheureusement, Jahn est décédé cinq petits mois après cet événement.) J'assistais à la trente-sixième conférence annuelle de la Society for Scientific Exploration (SSE), organisée pour l'occasion à l'université de Yale. Des scientifiques, physiciens, psychiatres, ingénieurs et philosophes s'étaient rassemblés, unis par leur intérêt pour la science

* Sauf mention contraire, les propos de William (Bill) Bengston cités dans cet ouvrage sont extraits d'une conversation de William Bengston avec l'auteure en juin 2017.

évaluée par leurs pairs, et ont repoussé les limites conventionnelles. Au programme, des présentations sur la coïncidence, la douleur du membre fantôme et des expériences extracorporelles. Mais comme on était dans le milieu universitaire, les sujets excentriques abordés étaient présentés sous des titres sobres : *Dogme, hérésie et la religion de la science : le moment est-il venu de procéder à une reformation de l'empirisme ? Reproduction multifréquence des expériences MegaREG ; Émergence d'un nouveau paradigme pour la médecine douce**.

Le public était en grande partie composé de professeurs et de chercheurs s'étant écartés, au prix d'un risque professionnel majeur, de la voie traditionnelle pour explorer l'univers ésotérique. (Le conseil donné par les membres chevronnés de la SSE aux jeunes universitaires dotés d'un penchant pour le mystique : « Fais-toi d'abord titulariser ! ») Ces personnes, formées pour recueillir des données analytiques afin d'étayer leurs théories, ont appliqué toute la rigueur de la science et de la recherche à des sujets tels que la perception extrasensorielle, l'intrication et les soins énergétiques. Il s'agit d'une association antinomique – revenant à essayer de remplir un gobelet d'intuition – et, à ce titre, à l'intérieur des murs sacrés du monde universitaire, c'est la voie menant à la plus grande résistance.

Mais, au cours de cette conférence de la SSE, ces universitaires radicaux étaient entre eux. Le public s'est levé pour saluer Robert Jahn qui, à Princeton, avait lui-même éveillé les soupçons de nombre de ses pairs lorsqu'il avait été l'un des premiers à mener

* « SSE Conferences », The Society for Scientific Exploration, https://www.scientificexploration.org/2017-conference (document consulté le 7 avril 2020).

la recherche « anormale » – terme employé par les membres de la SSE pour décrire ses travaux – qui avait inspiré bon nombre des personnes présentes dans la salle. Bill Bengston, qui se tenait sur scène à côté de Robert Jahn, a ensuite lui-même donné une présentation – *The Reverse Engineering Healing Project* – détaillant soigneusement les expériences consistant à injecter à des souris un cancer mammaire, puis à les soigner à l'aide d'une technique énergétique d'imposition des mains. Il faut une sacrée armure pour bâtir ces carrières en menant envers et contre tous des travaux de recherche en laboratoire qui sont instinctivement fuis par la science conventionnelle. On rendait honneur à Jahn, mais ce dernier passait également le relais : il avait trouvé en Bengston un visionnaire loyal, solide et mystique doté d'une curiosité scientifique et avant-gardiste avec ses expériences axées sur la guérison.

Bill Bengston possède un pragmatisme plein d'empathie et presque affecté, comme s'il souhaitait se préparer à affronter les préjugés. La nature éphémère de la guérison en général le rend terre à terre et l'amuse parfois. « Le message à retenir, c'est que nous sommes des inventeurs, dit-il en souriant malicieusement tout en donnant son cours, la Bengston Energy Healing Method. C'est comme lorsque vous consultez un médecin qui vous dit "demandez un deuxième avis". Mais qu'est-ce que cela signifie ? Nous inventons. La médecine conventionnelle est souvent une série d'hypothèses. On ne sait pas grand-chose sur la guérison conventionnelle *et* la guérison non conventionnelle. Les avis divergent d'une personne à l'autre. Interrogez-les toutes. » Il ne recherche pas Dieu, la gloire ou la fortune (il a guéri un homme atteint d'un cancer du cou, dit-il, en échange d'une courgette provenant du potager du patient) mais, comme tous ceux que j'ai rencontrés dans ce secteur d'activité, il est passionné. Au cours de sa carrière longue de quarante ans, il indique avoir guéri non seulement des souris (en labo), mais également des humains (dans la vie) souffrant de différents types de cancer – os, sein, cerveau, pancréas, entre autres – ainsi que tout un éventail d'autres maladies moins graves. (J'ai échangé avec une femme de 68 ans qui avait été soignée par Bill – elle l'avait rencontré grâce à son mari, médecin généraliste – d'un cancer du pancréas de stade 2B. On ne lui donnait que quelques mois à vivre et elle est guérie depuis près d'un an.) Bill Bengston souhaite avant tout savoir *comment* cela se produit.

J'ai rencontré Bill pour la première fois grâce à Kell Julliard, qui était à la tête du département de recherche du NYU Lutheran Medical Center (qui s'appelle aujourd'hui NYU Langone Hospital-Brooklyn), en 2014. J'avais créé un programme d'acupuncture dans l'aile de la maternité de l'hôpital dix ans plus tôt, puis j'étais ensuite restée en contact avec Kell. Lorsque je lui ai indiqué que j'avais fouillé les travaux de recherche empirique sur le phénomène de guérison – à savoir les expériences réalisées en labo pour savoir ce qui se passe pendant ce processus –, il m'a immédiatement suggéré de rencontrer un professeur qu'il connaissait étant parvenu à soigner des souris cancéreuses. Il s'est avéré que j'avais déjà lu des choses à propos de ces travaux stupéfiants dans un ouvrage intitulé *The Energy Cure: Unraveling the Mystery of Hands-On Healing*, écrit par nul autre que Bill Bengston. La semaine suivante, Kell m'a présenté Bill au cours d'un dîner à Brooklyn.

Bill, l'air studieux avec ses lunettes, sa chemise en coton déboutonnée et son pantalon kaki, est un homme fascinant, drôle et irrévérencieux. C'est un excentrique de la vieille école avec un comportement dont la franchise fait plaisir à voir, qui n'est pas du tout dans l'autoglorification et dont le discours ne sonne pas faux. Le domaine des soins énergétiques est rempli d'imposteurs et de charlatans, mais Bill est aussi sérieux que les meilleurs scientifiques. En fait, il est aussi surpris par ses conclusions que les meilleurs scientifiques : il continue d'être stupéfait par les résultats extraordinaires obtenus en labo. Et ses théories sur ce qui pourrait se produire – le transfert d'informations entre le praticien et le patient – sont convaincantes. J'ai eu le sentiment de rencontrer un camarade voyageur effectuant un périple qui m'était familier.

En 1971, lorsque Bengston, âgé de 21 ans, vivait avec ses parents à Great Douglaston, Long Island, joignant les deux bouts en travaillant comme maître-nageur dans une piscine municipale, il a rencontré Bennett Mayrick, âgé de 48 ans. Un après-midi, un autre maître-nageur avait pointé du doigt Mayrick, disant de lui sur un ton moqueur qu'il était « médium ». L'attitude de Bengston à l'époque – « Les phénomènes psychiques en général m'intéressaient, écrit-il, mais j'étais vraiment sceptique vis-à-vis de ceux se proclamant capables de les produire » – demeure aujourd'hui essentiellement inchangée. Et pourtant, à l'époque (comme actuellement), il était suffisamment curieux pour vouloir découvrir ce que provoquait ce pouvoir extrasensoriel. Il s'est donc présenté.

Lors de leur première rencontre, Mayrick a réussi à impressionner Bengston – étant notamment capable de deviner intuitivement des éléments de la vie de Bengston rien qu'en tenant son portefeuille dans le creux de sa main. « Quand je tiens un objet, a confié Mayrick, j'ai très envie de dire quelque chose, mais je sais de quoi il s'agit une fois seulement que je m'entends le dire. » Le talent singulier de Mayrick et son ambivalence à ce sujet – il semblait

« à la fois enthousiaste et en danger » en raison de ce qu'il pouvait faire – ont séduit Bengston.

Très vite, les deux se sont retrouvés en affaires, mais de manière inattendue. Mayrick était agent d'entretien et il a embarqué Bengston à ses côtés. (Dans le même temps, Bengston préparait une maîtrise de sociologie à l'université Saint John's, qu'il a décrochée par la suite.) Mais c'est grâce à cette alliance que Bengston est parvenu à persuader Mayrick de formaliser ses capacités psychiques. Il a découvert que Mayrick était capable de percevoir la douleur d'autrui – qualité qui s'est révélée lorsque Mayrick a pris une lettre dans ses mains et a ressenti soudain de terribles maux de tête. Contactée, l'expéditrice a révélé qu'elle souffrait d'une migraine. Lorsque Mayrick s'est concentré pour faire disparaître ses maux de tête – en visualisant la dissolution de la douleur –, la femme a senti elle aussi sa migraine s'envoler. Intrigué, Bengston a insisté pour que Mayrick traite ses douleurs lombaires chroniques. Lorsque Mayrick a placé ses mains sur le creux des reins de Bengston, ce dernier a ressenti immédiatement une sensation de chaleur. « Lorsque la chaleur a pénétré ma colonne vertébrale, j'ai senti le bas de mon dos s'engourdir sur une dizaine de centimètres, comme si j'avais reçu une injection de novocaïne, explique Bengston. La main de Ben toujours sur mon dos, l'engourdissement s'est dissipé en partant de la périphérie de la zone, jusqu'au centre. Puis, quand il a ôté sa main, le dernier point engourdi a disparu. » Tout cela a duré dix minutes, et Bengston n'a plus jamais eu mal au dos depuis.

Mayrick était suffisamment convaincu pour s'occuper d'amis et de connaissances, et Bengston suffisamment curieux pour étudier le phénomène afin d'obtenir une explication pratique. Il a assisté à de nombreuses scènes étranges et merveilleuses entre Mayrick et les personnes qu'il soignait – l'une d'elles a recouvré en partie la vue, une autre a de nouveau entendu, la gangrène d'une femme a disparu quelques jours seulement avant l'intervention chirurgicale programmée pour amputer sa jambe et enfin, une fois Mayrick plus habitué à son talent, il est parvenu à guérir diverses sortes de cancer. Pendant cette période, Bengston a joué le rôle de chef de bureau et d'analyste, veillant sur l'organisation du cabinet tout en essayant de déchiffrer ce qui se passait lorsque Mayrick soignait.

Parmi les nombreuses choses qui fascinaient Bengston concernant ces rencontres, l'agitation de certains quand ils étaient entre les mains de Mayrick le déconcertait. « Nombre de ceux qui entraient dans l'univers “magique” des soins par l'imposition des mains semblaient espérer bénéficier de guérisons instantanées pour valider le processus, souligne Bengston, ce qui les changeait des frustrations qu'ils étaient prêts à endurer avec le système médical traditionnel. » Nombre de patients, dont l'état de santé s'améliorait après une séance, mais qui n'étaient pas complètement remis, ne revenaient pas. Mais la procédure était non invasive, n'impliquait aucun risque – ils n'avaient donc rien à perdre –, alors pourquoi est-ce que cela leur faisait peur ou les choquait ?

Les soins ne reposaient pas sur la foi. Mayrick n'œuvrait pas sous l'égide d'un être spirituel supérieur. En fait, il préférait que ses patients n'expriment aucune foi, ni attente. La seule croyance de Mayrick concernait sa capacité à exploiter une forme d'énergie au sens large, accessible à tous. Il voyait tellement le caractère fonctionnel du processus de guérison qu'il était persuadé que tout le monde pouvait l'apprendre.

Un an après ses débuts, Mayrick a encouragé Bengston à intervenir à ses côtés, insistant sur le fait qu'il avait non seulement ressenti que Bengston générait une certaine énergie pendant les séances, mais qu'il s'en était également servi lui-même. Bengston s'est donc mis, à contrecœur, à soigner de petites douleurs et affections. Il a alors senti, comme Mayrick, un afflux d'énergie et ses mains chauffer lorsqu'il les plaçait sur le corps du patient. Pragmatique de nature, Bengston s'est laissé convaincre que, s'il était capable de faire ça, le processus ne devait pas être surnaturel. À peu près au même moment, Mayrick a décidé d'apprendre à ses patients à se soigner. Il souhaitait que ceux qu'il traitait endossent un rôle plus actif dans leur collaboration afin qu'ils saisissent ce qui se produisait pendant les séances. Il voulait peut-être également partager la responsabilité d'une chose particulièrement intangible, mais débouchant sur des résultats significatifs.

Mayrick et Bengston étaient déterminés à prouver que ce type de guérison n'était pas le fruit d'une empathie extraordinaire ou d'un « toucher » particulier, mais plutôt d'une habileté pratique et cultivée. Au cours de leur analyse, ils ont découvert que l'un des principes les plus cruciaux de la réussite en termes de soins était le détachement du praticien pendant la séance. Mayrick a décrit cela comme le fait de « ne jamais faire en sorte que son esprit soit axé sur ses mains », de façon à ce que l'énergie ne soit pas gênée par l'intellect ou l'ego – ce qui ressemble à mon besoin de détourner mon attention quand je m'occupe de quelqu'un. Persuadés que cette canalisation de l'énergie fonctionnait dans les deux sens, Mayrick et Bengston ont conçu une méthode permettant également aux patients d'apprendre à détourner leur attention de l'affliction qu'ils s'acharnaient à faire disparaître.

Les deux hommes ont donné pour instruction à leurs patients de créer vingt images mentales sans lien avec la guérison de l'affection.

Ces images doivent illustrer des désirs personnels (objets, honneurs, envies physiques ou psychologiques) à considérer comme des vœux exaucés, à savoir comme s'ils s'étaient déjà concrétisés. Cet ensemble de désirs est censé alimenter l'ego afin de l'occuper. Leur théorie était la suivante : on doit se montrer égoïste pendant cette pratique, penser à ce que l'on souhaite et non céder à l'altruisme.

« L'altruisme est source de ressentiment », a par la suite expliqué Bengston lorsque j'ai suivi son cours. Il voulait dire par là que si un praticien pense exercer uniquement pour le bien des autres, versant alors dans un sacrifice total, la tentation existe qu'il se considère comme un martyr. Mais la guérison provient de l'enthousiasme et de la joie, sous peine que nous ne soyons pas ouverts à l'énergie. Dans l'exercice de mon activité, j'ai découvert que l'énergie circule plus facilement lorsque j'accepte complètement mes diverses motivations. Je souhaite bien entendu guérir les autres *et* me sentir bien quand j'exerce. « Remerciez le patient, conseille Bengston, poussant ses élèves à faire preuve de gratitude. Il vous donne ce que *vous* souhaitez. »

Capable de faire défiler plus rapidement ces images – atteignant ainsi dans l'idéal un état permettant de faire fonctionner si vite son esprit que ce dernier devient confus –, la personne est plus à même de donner et de recevoir de l'énergie. Comme l'a un jour décrit judicieusement Bill, « Guérir est une réponse végétative » – à savoir inconsciente – « à un besoin ». Si l'esprit de la personne est occupé par autre chose – comme un flash représentant une maison au bord de la mer, ce qui, au passage, correspond à l'une des images dont je me servais quand j'ai essayé cette technique –, elle ne se concentre pas sur la guérison.

Et si elle ne se concentre pas sur la guérison, celle-ci se produit naturellement – « sous la forme d'une réponse végétative à un besoin* ».

Le principe selon lequel il était possible d'enseigner comment guérir, par l'intermédiaire du défilement rapide d'un grand nombre d'images, allait devenir la pierre angulaire des travaux de Bengston. Il a affiné sa technique en laboratoire – sans Mayrick –, dans le cadre d'une recherche sur le processus de guérison. La volonté de Bengston de comprendre le phénomène étant devenue plus pragmatique, Mayrick a peu à peu versé dans un état émotionnel plus sombre, s'appuyant sur l'enseignement pour étayer ses propres croyances. Il est devenu de plus en plus hostile aux efforts de compréhension du phénomène sur un plan clinique fournis par Bengston.

Lorsque les deux hommes se sont éloignés, Bengston a rencontré David Krinsley, qui avait brièvement suivi les cours collectifs de Mayrick. Krinsley était professeur de géologie au Queens College de l'université de la ville de New York. Il avait écrit des centaines d'articles scientifiques, dont certains avaient fait la une des magazines *Science* et *Nature*, et avaient particulièrement intéressé Bengston, car il s'agissait des publications les plus prestigieuses dans ce domaine. Il partageait également

---

* Par la suite, Bengston a mené une étude destinée à tester cette théorie : alors qu'il se trouvait dans un appareil procédant à une IRMf, un technicien lui a mis dans la main une série d'enveloppes. Certaines étaient vides et d'autres contenaient des touffes de poils de chiens souffrant d'un cancer [fournies par un vétérinaire]. Sans que Bengston sache quelle enveloppe se trouvait dans sa main, l'IRM a montré que la réaction de son cerveau était complètement différente quand il était en contact avec les poils d'un chien malade – et donc dans le besoin.

l'ambition de Bengston d'explorer les soins en labo. Par chance, Krinsley avait également été doyen par intérim au Queens College, ce qui lui offrait un accès sans réserve à cet établissement. Il est parvenu à convaincre le président du département de biologie de leur laisser mener une expérience de leur cru sous l'égide de l'université.

Un chercheur du département de biologie leur a fourni douze souris à qui l'on avait injecté une souche bien précise de cancer mammaire – six ont bénéficié de soins quotidiens par imposition des mains et les six autres sont demeurées avec le chercheur au sein du groupe de contrôle. Selon toutes les conclusions des études scientifiques, le taux de mortalité des souris à qui l'on injectait ce type de cancer des glandes mammaires était de 100 % dans les quatorze à vingt-sept jours. Par conséquent, si l'une de ces souris s'en sortait, ce serait scientifiquement remarquable.

Krinsley a confié l'administration des soins à Bengston. Après un sentiment de panique initial, dû à la crainte de l'échec, Bengston a appliqué la méthode de défilement d'images qu'il avait enseignée aux autres. Les mains placées de part et d'autre de la cage, il a senti sa main gauche se mettre à chauffer et « un courant » commencer à le traverser. Au fil du temps, la capacité de Bengston à atteindre cet état est devenue telle qu'un jour, il s'est senti complètement libéré. « Le détachement que j'éprouvais vis-à-vis de mes mains, puis de tout mon corps, a fait que j'avais le sentiment de ne faire plus qu'un avec les souris, a écrit Bengston en relatant l'expérience. Tous mes doutes concernant la guérison semblaient futiles, et j'étais envahi d'un sentiment de paix et de bien-être. Mon esprit s'était vidé de toute pensée. J'existais, uniquement. »

Bengston s'occupait chaque jour des souris pendant une heure et, au bout d'un peu plus d'une semaine seulement, elles ont développé des tumeurs qui déformaient carrément leur corps. Bengston a déclaré que cette expérience avait échoué. Krinsley n'était pas d'accord et a fait remarquer que, malgré leur apparence physique, les souris se déplaçaient normalement dans leur cage. Bengston a donc persévéré. De petits points noirs, « comme des points de crayon », sont apparus sur les tumeurs. Bengston a supplié Krinsley de mettre un terme au projet. La souffrance des souris le déprimait. Krinsley l'a encouragé en lui disant que, si une seule souris vivait plus de vingt-sept jours, ce serait un phénomène scientifique. Après tout, le chercheur en biologie qui travaillait sur ces souris depuis vingt ans n'avait pas encore trouvé un moyen de les faire survivre si longtemps, et encore moins de leur offrir une rémission.

Peu de temps après, les tumeurs présentes sur les souris traitées par Bengston ont commencé à s'ulcérer, formant des plaies rouges suintantes. Cela ressemblait à une autre poussée – sauf que les souris continuaient d'évoluer comme si rien d'anormal ne se produisait. Le vingt-huitième jour est arrivé, et les souris étaient toujours vivantes. Puis les ulcérations rouges sont devenues blanches, et les tumeurs ont commencé à diminuer de taille. Les poils des souris ont repoussé. C'était comme si le temps s'inversait de manière improbable et que l'apparence des souris redevint celle affichée au premier jour de l'expérience. Lorsque le biologiste qui avait procédé à l'injection a testé les souris, le cancer avait disparu.

C'était une nouvelle tellement renversante – bousculant tout concept conventionnel – qu'ils en sont restés sans voix. Les deux hommes ont dû faire une pause – cessant de se voir et de travailler – pendant plusieurs semaines. Lorsqu'ils sont revenus au labo, ils ont décidé de reproduire l'expérience. Ils ont également reçu un addendum surprenant aux résultats de leur dernier test : les quatre souris restantes du groupe de contrôle étaient également en rémission.

Bengston et Krinsley ont mené quatre autres expériences sur des souris à qui l'on avait injecté un cancer, avec quelques modifications au niveau de la conception. Pour l'une d'entre elles, Bengston ne jouait plus le rôle de praticien, se concentrant uniquement sur la recherche, et cédant sa place à Krinsley, puis aux présidents des départements de biologie des deux universités accueillant les expériences (le Queens College et le St. Joseph's College), ainsi qu'à des petits groupes d'étudiants, dont aucun ne croyait aux soins par l'imposition des mains. « Je n'aurais pas pris un étudiant qui ne soit pas sceptique, a expliqué Bengston sur son ton pragmatique caractéristique. Les croyants me font peur. Ils passent trop de temps à défendre leurs croyances au lieu d'essayer de comprendre ce qui se passe. » Pour chaque expérience, Bengston a enseigné aux participants la méthode de défilement rapide d'images. Il a également ajouté un second groupe de contrôle de souris, qui a été placé en dehors du campus.

Sur les quarante-huit souris ayant bénéficié de soins – regroupant les souris traitées lors de toutes les expériences –, quarante-quatre ont guéri. Concernant les souris du groupe de contrôle conservé sur le campus, trente-trois sur quarante et un ont connu la rémission. Et, dans le dernier groupe, aucune des souris envoyées en dehors du campus pendant la durée de l'expérience n'a survécu.

Bengston savait qu'ils avaient réussi quelque chose d'incroyable – 87,9 % des souris soignées avaient recouvré la santé, ce qui laissait entendre le plus rationnellement du monde qu'il s'agissait d'une guérison imputable à la méthode d'imposition des mains et non à une rémission spontanée –, mais il ne parvenait pas à comprendre ce qui s'était passé dans le groupe de contrôle. Pourquoi une telle proportion de souris du premier groupe de contrôle avait guéri alors que cela n'avait été le cas pour aucun membre du second groupe ?

Bengston n'avait pas encore de réponse à cette question, mais il tenait à publier immédiatement leurs conclusions. Lui et Krinsley ont envoyé leurs travaux à *Science* et *Nature*, deux revues dans lesquelles des travaux de Krinsley avaient déjà été publiés. Mais ils ont appris qu'aucune n'allait envoyer le fruit de leurs travaux à leurs pairs pour étude. « Ils ne publient pas ce genre d'article, se souvient d'avoir appris Bengston. C'était presque une fierté pour eux. Ils ne font que des choses "réelles". »

Bengston et Krinsley ont fini par publier leur étude, « The Effect of the "Laying On of Hands" on Transplanted Breast Cancer Mice », en 2000, dans le *Journal of Scientific Exploration.*

Bengston a décidé d'abandonner provisoirement la voie peu orthodoxe qu'il avait empruntée, l'opération se transformant en congé particulièrement prolongé. Après deux décennies passées à ruminer, au cours desquelles il est revenu vers le monde plus conventionnel de la sociologie, décrochant d'abord un doctorat à l'université de Fordham, puis enseignant la sociologie de la religion, ainsi que des protocoles de recherche et les statistiques au St. Joseph's College, Bengston a eu un déclic sur la raison pour laquelle les souris du premier groupe de contrôle s'étaient retrouvées en rémission.

« Cela a fait tilt ! La séparation spatiale n'est pas toujours synonyme d'indépendance, se souvient Bengston. Même si les souris soignées et celles du groupe de contrôle se trouvaient sur des lieux différents, quelque chose d'invisible a dû se produire pour maintenir la connexion, puisque l'on retrouvait chez la plupart des souris du groupe de contrôle ce qui arrivait aux souris traitées. » Il estimait que la majorité des souris du premier groupe de contrôle ont vécu ce qu'il appelle un « lien résonant », ou ce que certains chercheurs, sur la base d'une théorie émise plus récemment par le professeur de psychologie du King's College Imants Barušs, appellent aujourd'hui un « champ de sens ». Ainsi, les souris du groupe de contrôle ont bénéficié de la rémission parce qu'elles sont entrées dans un champ énergétique et une intention dynamique créés par les chercheurs-praticiens. Dans chaque expérience, quelqu'un a été pris de curiosité par la façon dont les souris du premier groupe de contrôle se portaient mieux et ont enfreint le protocole en leur rendant visite dans la salle séparée les abritant. C'est ce qu'ont fait Bengston lors de la première expérience, le chef du département de biologie dans l'expérience suivante et les étudiants ayant joué le rôle de thérapeutes dans les autres. Cependant, parmi les personnes ayant pris part aux expériences incluant un second groupe de contrôle installé en dehors du campus, personne n'est entré en contact avec ces souris. Et toutes celles appartenant à ce groupe sont mortes.

Bengston émet l'hypothèse que, « de la même manière que vous pouvez éprouver une connexion et une déconnexion subjectives, celles-ci peuvent se produire expérimentalement ». Le premier groupe de contrôle s'est retrouvé partie prenante d'un lien thérapeutique – peut-être que les soignants leur en ont fait prendre conscience –, tandis que le second groupe en avait été exclu. « Vous pouvez construire et déconstruire les liens résonants par le biais de la conscience, en a conclu Bengston. Mais une question demeure : *Comment* cela se produit-il ? »

Bengston considère les champs de sens comme une extension ou ramification de la théorie des champs morphiques du biologiste et philosophe Rupert Sheldrake*. Selon cette théorie, les formes des êtres vivants capables de s'adapter à leur environnement – des molécules aux galaxies, en passant par les humains – sont façonnées par une mémoire collective qui s'enrichit au fil des générations. Ces informations se transmettent comme des empreintes au sein du champ énergétique global. Plus clairement, Sheldrake est persuadé que les humains, en tant qu'espèce, ainsi que les animaux et les plantes, « se souviennent » comment agir grâce au comportement des générations antérieures, processus qu'il a baptisé « résonance morphique** ».

« Sheldrake prédit que, si vous produisez un champ de guérison [ou champ de sens], *toutes* les souris se trouvant dans la sphère d'influence de ce champ seront touchées, dit Bengston, mais dans mon cas, des souris du groupe de contrôle ne le sont pas. Je pense que la notion de résonance morphique de Sheldrake est fantastique, mais incomplète. Il doit y avoir quelque chose que l'on active vaguement pour créer le lien résonant. » Par « vaguement », il veut dire, en passant. Par exemple, quand je crée un lien résonant avec mes patients, il a plutôt tendance à se limiter au

---

* Sheldrake, R., *Une nouvelle science de la vie : l'hypothèse de la causalité formative*, traduit par Paul Couturiau, Christel Rollinat et Christian Supera, Éditions du Rocher, Paris, 2003 ; Sheldrake, R., *La Mémoire de l'Univers : Résonance morphique et les habitudes de la nature*, traduit par Paul Couturiau, Édition du Rocher, Paris, 2002.

** *Ibid.*

moment où nous sommes présents ensemble dans la salle de soins. Ce genre de lien s'active et se désactive assez facilement. Bengston est persuadé que nous pouvons former de tels liens en masse, touchant alors tout le groupe, comme cela a été le cas avec les souris du groupe de contrôle lors de ses expériences. Depuis, Bengston a reproduit cette expérience à onze reprises et obtenu chaque fois les mêmes résultats. Et, ce faisant, il a découvert invariablement que l'énergie de guérison provenait de sa main gauche. En outre, les souris malades étaient chaque fois instinctivement attirées par cette main gauche.

Quand il était étudiant, avant même de rencontrer Mayrick, Bengston a découvert les travaux du Dr Bernard Grad, oncologue et chercheur à l'université McGill de Toronto. C'est ce chercheur qui a en grande partie poussé Bengston à faire carrière. Grad – ou « l'immense Grad » comme Bengston aime à l'appeler – était également déterminé à sortir la guérison énergétique du domaine de l'abstrait pour l'introduire dans le monde astreignant de la science. Dans les années 1960 et 1970, Grad a beaucoup étudié Oskar Estebany, Hongrois sans instruction qui parvenait soi-disant à soigner grâce à une technique d'imposition des mains. Estebany avait pris conscience de son talent lorsqu'il était dans la cavalerie hongroise – lorsqu'il caressait des chevaux malades, ces derniers recouvraient la santé. Estebany ne se considérait pas comme un guérisseur – en fait, il soutenait qu'il se contentait de caresser les chevaux et ignorait pourquoi les autres trouvaient remarquable ce qu'il faisait. Il a néanmoins accepté que Grad le mette à l'épreuve en laboratoire.

Au cours d'une expérience semblable à celle que Bengston allait mener par la suite, Grad a réparti chirurgicalement des souris en deux groupes, l'un devant être soigné par Estebany et l'autre faisant partie d'un groupe de contrôle. Estebany a tenu les cages de ses souris deux fois par jour pendant quinze minutes, pendant toute la durée de l'expérience. Finalement, les souris d'Estebany ont guéri plus rapidement que celles du groupe de contrôle.

Ensuite, Grad a voulu savoir si les mains d'Estebany généraient une énergie susceptible de charger d'autres substances. Grad a exposé des souris chez qui l'on avait provoqué l'apparition d'un goitre à des morceaux de coton et de laine qu'Estebany avait pris dans ses mains pendant un moment, tandis qu'un groupe de contrôle était exposé à des échantillons qui n'avaient pas été touchés. Les souris en contact avec les morceaux traités voyaient leur goitre grossir beaucoup plus lentement, ce qui laissait entendre que les mains d'Estebany avaient transmis de l'énergie au coton et à la laine.

Inspiré par Grad et Estebany, Bengston a également essayé de transférer de l'énergie à du coton. Un jour, il a donné du coton qu'il avait chargé – il l'avait eu entre les mains pendant qu'il marchait, tout en faisant défiler rapidement des images mentales – à une femme qui souffrait d'un carcinome canalaire, forme de cancer du sein. Il a tout d'abord pratiqué un traitement par imposition des mains directement sur cette femme, puis lui a donné le coton pour qu'elle se l'applique elle-même, car elle n'habitait pas dans les parages. Un an après que son cancer eut été jugé en rémission par son médecin, Bengston est allé rendre visite à cette femme. Elle lui a demandé s'il pouvait de nouveau charger du coton, par sécurité, et lui a donné un morceau. Immédiatement, Bengston a ressenti une douleur au niveau d'une aisselle. En touchant cette zone, il a senti une petite boule. Lorsqu'il a demandé des explications à cette femme, elle a révélé qu'il s'agissait du coton qu'il avait chargé précédemment et avec lequel elle dormait quand elle était encore malade. « Je pense que le coton est doté d'une mémoire, explique Bengston. Il s'attaque à la chose pour laquelle il a été utilisé. » Désormais, Bill donne pour instruction à ses élèves de se débarrasser de tout coton utilisé pendant une semaine. Si Bengston se considère exclusivement comme un chercheur, ne traitant amis et proches que s'ils lui en font la demande, il *se* soigne de temps en temps avec du coton.

À méditer

Lorsque j'ai suivi le cours de Bengston, j'ai demandé au chercheur qui collabore avec moi sur le présent ouvrage de m'accompagner. Il a accepté, mais le moins que l'on puisse dire, c'est qu'il était dubitatif. Il a tout de même chargé son coton, comme nous le faisons tous lors d'un cours, qu'il a ensuite consciencieusement collé sur la zone douloureuse de son dos. Une semaine plus tard, il a avoué, avec une indignation bon enfant, que son dos était « bêtement en meilleur état ».

Bengston a conçu une étude pour enquêter sur ce phénomène. À l'université Brown, lui et ses chercheurs ont placé du coton chargé et du coton non chargé près de cellules perforées. Ils ont découvert que le génome des cellules réagissait au coton chargé. Bengston a ajouté : « Si elles ont de la motilité, elles se mettent à nager vers le coton, à l'instar des souris qui se dirigeaient vers ma main gauche. »

Au cours de l'histoire, presque toutes les traditions religieuses ont intégré le principe selon lequel des objets peuvent être dotés de pouvoirs curatifs ou protecteurs. Le concept chrétien de l'eau bénite en est l'une des toutes premières illustrations.

Ça marche aussi avec de l'eau !

N'étant pas du genre à laisser une piste de recherche inexplorée, Bengston a également étudié en laboratoire la possibilité de charger de l'eau en énergie. Dans une étude menée à l'université du Connecticut, il a chargé de l'eau, puis s'en est servi pour soigner des souris souffrant d'un cancer. Et les souris se sont retrouvées en rémission.

Les Indiens d'Amérique et d'autres groupes indigènes croient depuis longtemps que les cristaux et minéraux génèrent une énergie de guérison et que des chamans chevronnés peuvent les manipuler afin de générer certaines fréquences propices à la guérison.

Quand elle était pratiquement mourante, ma mère accordait beaucoup d'importance à une petite amulette en métal que lui avait donnée une de mes collègues de l'école d'acupuncture. Mon amie était une bouddhiste très pieuse ayant passé de nombreuses années en Inde et au Népal. En donnant l'amulette à ma mère, elle lui a dit qu'elle avait été bénie par le dalaï-lama, ce qui l'a beaucoup réconfortée. Elle l'avait dans la main lors de ses séances de chimiothérapie et je l'ai retrouvée à côté de son lit lorsqu'elle est morte. Cette amulette ne lui a bien sûr pas sauvé la vie, mais était-elle dotée d'une énergie reconstituante ? Ma mère, qui n'avait aucun lien avec le bouddhisme et le dalaï-lama, puisait très certainement une sorte de force protectrice de son amulette, et les études de Bengston ont confirmé cela.

Une fois capable de charger du coton et de l'eau, Bengston a souhaité repousser un peu plus les limites. Plus récemment, il a commencé à charger une culture cellulaire – y mettant ce qu'il a fini par appeler des « informations », son terme préféré pour désigner l'énergie dans ces expériences, puisqu'il semble capable de transférer à un objet inanimé tout ce qu'il extrait. Il a découvert que lorsqu'il plaçait des cellules cancéreuses dans cette culture, les tissus infectés se modifiaient de neuf manières mesurables.

En fin de compte, Bengston avance l'hypothèse que l'énergie – ou l'information – « se greffe » sur une fréquence d'onde. Si cela se révèle exact, l'information dont il se sert pour soigner devrait être capable de trouver une fréquence par le biais de n'importe quelle source. C'est ainsi que Bengston s'est mis à effectuer des enregistrements sonores lorsqu'il charge du coton, qu'il a testés dans le laboratoire de l'université Brown, financé par l'Emerald Gate Charitable Trust, afin de voir si, eux aussi, étaient en mesure de produire un changement. « Jusqu'à présent, nous avons observé 167 gènes du cancer, dit Bengston. Si vous diffusez cet enregistrement… une bonne partie de ces gènes se modifient. Et cet effet est fiable. Dans l'ensemble, nous avons constaté ces changements génomiques, que nous procédions avec les mains, du coton ou cet enregistrement. Nous influons sur la longueur des télomères, l'inflammation et l'immunologie. Et nous commençons à comprendre le mécanisme de guérison du cancer. »

Bengston affirme – et a pour objectif que ses travaux de recherche le corroborent – que les trois méthodes (imposition des mains, coton chargé et enregistrements) produisent l'apoptose, à savoir la mort d'une cellule, qui se produit normalement dans le cadre de la croissance d'un organisme. Et c'est vital dans le cas du cancer – qui entraîne une croissance incontrôlable des cellules et non leur mort. (Il est intéressant de remarquer que Bengston assure ne pas être capable de soigner des personnes souffrant d'un cancer et ayant eu des séances de radiothérapie ou de chimiothérapie parce qu'il estime que l'information n'est pas en mesure d'influer sur une cellule endommagée. Toutefois, Bengston souligne qu'après avoir appris sa méthode, certains de ses élèves disent être parvenus à traiter avec succès des personnes ayant eu des rayons et de la chimio.) Bien entendu, l'ambition de Bengston ne s'arrête pas là : il espère développer une application pour iPhone diffusant une fréquence thérapeutique.

J'ai longuement étudié les travaux de Bengston. J'ai passé en revue ses recherches, lu son livre et suivi son cours. Je l'ai interviewé pendant des heures entières. J'ai fini par prendre conscience que, malgré toute sa rigueur scientifique et ses idées avant-gardistes, il avait en fait renforcé ma confiance en mon instinct de la première heure et en la croyance chinoise très ancienne selon laquelle les aiguilles d'acupuncture sont un peu comme de petites antennes qui puisent les informations curatives dans le champ énergétique qui nous entoure.

SI VOUS SOUHAITEZ PRATIQUER

Le défilement rapide d'images

Bengston et Mayrick sont tombés sur une méthode singulière pour détourner l'ego du thérapeute et permettre à l'information de circuler librement entre ce dernier et le patient. Voici la méthode enseignée par Bengston aux participants de ses études en laboratoire sur les souris. Une explication détaillée figure dans le *Journal of Alternative and Complementary Medicine*.

- Dressez une liste d'au moins vingt choses que vous souhaitez, sans vous soucier de la manière et du délai de concrétisation de ces désirs. Cette liste peut comprendre des éléments matériels, des questions de santé, des états d'esprit ou des situations impliquant d'autres personnes (mais, pour des questions d'éthique, vous ne devez pas inclure une autre personne sans son consentement).
- Visualisez chaque élément présent sur votre liste en créant une image des souhaits une fois accomplis. Mémorisez ces images afin de pouvoir les faire ressurgir facilement (cela peut prendre un peu de temps).
- Une fois ces images mémorisées, entraînez-vous à les faire défiler rapidement dans votre esprit jusqu'à ce que vous y parveniez aisément, au point de pouvoir exécuter d'autres tâches en même temps. Bill a découvert que les personnes habituées à cette méthode sont capables de faire défiler au moins vingt-quatre images à la seconde. Mais cela demande de la pratique. J'imagine mes images

sur une pellicule que je fais défiler le plus rapidement possible, tout en les voyant mentalement sur un écran.

Lorsque vous maîtrisez bien cette technique, vous pouvez l'utiliser en plaçant vos mains au-dessus ou carrément sur un partenaire. Selon l'expérience de Bill, le praticien et le « patient » ressentent l'énergie ou la chaleur émanant de la main gauche du praticien.

5

FAIRE BOUGER LES CHOSES

En 1996, des scientifiques du Roslin Institute d'Édimbourg conservaient secret un projet hors du commun. À l'insu du reste du monde, y compris de leurs collègues de la communauté scientifique, ils tentaient de cloner un mouton. Leur plan était simple – ou du moins le pensaient-ils. Tout d'abord, l'équipe a retiré un ovule non fécondé d'une brebis, puis a procédé à l'extraction de son ADN. En raison d'un processus appelé méiose, l'ADN d'un ovule est incomplet, ce qui lui permet de s'associer à l'ADN d'un spermatozoïde afin d'engendrer un embryon. Les chercheurs ont remplacé l'ADN incomplet de l'ovule, non pas par un spermatozoïde, mais par l'ADN complet d'une cellule du corps de la brebis en question.

Les chercheurs se sont alors heurtés à un mur. L'ADN d'une cellule mature est techniquement complet, mais a également perdu une partie de ses capacités. En vieillissant, une cellule adulte active des parties de son ADN, de manière à pouvoir remplir des fonctions bien précises – comme créer un os ou même une tache de rousseur –, puis les désactive une fois les tâches achevées. Les scientifiques d'Édimbourg ont réalisé qu'ils avaient à portée de main les ingrédients pour créer la vie, à condition de débloquer le potentiel de cette cellule, en la faisant se comporter comme si elle était redevenue jeune. Dans une démarche inspirée – et à l'aide d'une méthode à la *Frankenstein* –, ils ont ajouté une minuscule charge électrique au processus. Chose étonnante, il s'agissait de l'étincelle nécessaire pour que la vie se manifeste à travers l'ovule. Et c'est ainsi que la brebis Dolly, premier mammifère cloné à partir de la cellule d'un animal adulte – et notre première célébrité ovine –, a été présentée au monde en 1997.

À l'époque, j'étais étudiante à l'école de médecine chinoise et cette nouvelle m'a intriguée. L'idée que l'électricité soit l'impulsion qu'il fallait pour générer la vie a fait tilt dans mon esprit : le fait qu'une énergie électrique soit une source vitale m'a fait vraiment penser au concept chinois du *qi*.

Le concept selon lequel le corps a des propriétés électriques remonte à 1789, lorsqu'un physicien italien, du nom de Luigi Galvani, a fait une découverte en disséquant une grenouille morte. Il a touché le nerf sciatique apparent à l'aide d'un scalpel en métal et a remarqué que la patte se pliait comme si l'animal était vivant. (Le verbe « galvaniser » – qui signifie stimuler ou animer à l'aide de l'électricité – est devenu un hommage à Galvani.) Deux ans plus tard, il a publié cette découverte dans une revue universitaire, *Proceedings of the Bologna Academy*. C'est à la suite de cette simple observation que s'est développé le bioélectromagnétisme moderne, à savoir l'étude des phénomènes électriques et électromagnétiques

– tels que les courants électriques parcourant nos nerfs et muscles –, vitaux au fonctionnement de notre corps.

Lorsque l'on se penche sur la physiologie humaine, l'unité élémentaire du bioélectromagnétisme est la cellule. La plupart des types de cellule présentent une forme de polarité. Il existe donc une différence électrique au niveau de la membrane de la cellule, créant un gradient de potentiel électrique. Certaines cellules, parmi lesquelles celles des muscles et des neurones, présentent un potentiel électrique particulièrement élevé à cause de leur membrane excitable électriquement et dont la mission est de transmettre des impulsions électriques qui envoient des signaux dans notre corps.

Le *qi* n'est pas différent de cette activité électrique, en ce sens qu'il est lui aussi invisible et qu'on le cerne surtout à l'effet qu'il produit, à cette différence près : la science croit à l'une, mais pas à l'autre. C'est peut-être parce que ce concept de *qi* est trop abstrait aux yeux des scientifiques. Ce terme est souvent traduit en français par « énergie », même si le *qi* ne correspond pas vraiment à la définition scientifique de l'énergie. La traduction littérale de *qi* est « respiration » ou « air », et l'idéogramme chinois représente de la vapeur qui s'échappe d'une casserole de riz, signifiant le mode de transformation de la nourriture en énergie. Mais comme je l'ai déjà dit, le *qi* va bien au-delà de tout ça. Le *qi* est l'intelligence du corps et son système d'organisation, et il nous relie au champ supérieur du Tao.

Lorsque je participais au programme d'acupuncture de la maternité du Lutheran Medical Center, j'ai tiré un enseignement important du transfert du *qi* en énergie électrique du corps. Pendant deux ans, en plus de mon activité en cabinet, j'ai dirigé le service d'acupuncture du Lutheran Medical Center, au sein duquel une partie de ma mission était de prodiguer des soins aux femmes en salle de travail. La majorité de mes patientes issues d'un milieu défavorisé arrivaient souvent avec de nombreux problèmes et peu de ressources. Lorsque l'on parvenait au stade de l'insoutenable, ce qui est inévitable en salle de travail, il était très gratifiant de pouvoir offrir un peu de répit à ces femmes. Parfois, la douleur était tellement intense et changeante qu'elles avaient à peine conscience que je leur plantais des aiguilles dans le corps, mais les remarquaient systématiquement une fois que la douleur se calmait.

Pour que la douleur soit moindre, j'introduisais une aiguille au niveau d'un point d'acupuncture appelé « Rate 6 », qui se trouve à environ trois largeurs de doigt au-dessus de la malléole médiale, à savoir l'os en forme de bosse situé sur la face interne de la cheville. Rate 6 correspond au croisement de trois méridiens d'acupuncture qui influent tous sur les organes reproducteurs. C'est ainsi que l'on intervient dessus afin de calmer les douleurs utérines et menstruelles, ainsi que pour accélérer le travail. Une fois l'aiguille en place, je « lui mettais un peu de *qi* », comme j'aime à le dire, ce qui signifiait que je la stimulais en la tournant légèrement avec mes doigts pendant environ une minute. Je savais que j'avais terminé lorsque je sentais l'aiguille « s'agripper » – c'était alors comme si elle tirait, presque à l'image d'un poisson qui tire sur un appât. Les patients ressentent également comme des picotements ou une douleur vive autour de l'aiguille. C'est en pratiquant cette technique à de très nombreuses reprises sur ces femmes ayant besoin d'être apaisées immédiatement que j'ai pris conscience du caractère essentiel de ce phénomène.

Lorsque je sentais l'aiguille « tirer » ainsi salutairement, non seulement la douleur commençait à diminuer, mais le col de l'utérus se dilatait plus rapidement – des sages-femmes, infirmières et médecins confirmaient cela en examinant la patiente. Je supervisais également les élèves de ce programme. Par conséquent, lorsque j'ai eu confirmation que ce phénomène faisait toute la différence, j'ai commencé à avoir mes étudiants à l'œil, pour qu'ils l'obtiennent également. Depuis le seuil de la porte de la chambre d'hôpital, je parvenais à voir si un élève avait inséré une aiguille superficiellement, celle-ci restant inclinée, ou s'il avait établi cette relation plus profonde. « Moins d'aiguilles, je me souviens d'avoir souvent crié. Plus de *qi* ! »

En fait, cet effet était si prononcé que l'un des médecins supervisant le travail et l'accouchement a suggéré que l'on consigne ce que l'on faisait avec les patientes sur les graphiques de contraction. (Eh oui, on imprimait encore à l'époque.) Nous avons commencé à inscrire dessus le moment où nous avions pratiqué la séance d'acupuncture, l'ampleur du phénomène de « tirage » des aiguilles et l'effet obtenu sur la patiente. Nous avons ainsi établi clairement qu'en agissant sur le point Rate 6, avec une solide sensation au niveau de l'aiguille, cela renforçait l'intensité et la fréquence des contractions, et accélérait la dilatation du col.

La confirmation concrète des gestes instinctifs est toujours un soulagement. Et pourtant, bien que nous ayons été en mesure de suivre le succès de la sensation de *qi* au niveau de ce point d'acupuncture, je n'avais pas encore une idée claire de ce qui se produisait à l'intérieur de l'organisme. Enfin, pas jusqu'à ce que je tombe sur une nouvelle recherche ayant étudié ce phénomène et son effet physiologique sur le corps, près de dix ans plus tard.

Helene M. Langevin*, endocrinologue clinique curieuse de l'intérêt de ses patients pour l'acupuncture, a suivi un cours de médecine chinoise. Puis elle a fait profiter le laboratoire de son département de neurologie de l'école de médecine de l'université du Vermont de ses nouvelles compétences. Elle a mené une étude qui a découvert une « force de traction » mesurable après chaque « tirage » d'une aiguille. Et la force de ce « tirage » était en moyenne 18 % plus marquée au niveau des points d'acupuncture qu'en dehors. Cela corroborait à mes yeux l'anatomie comme décrite par la médecine chinoise. Le « tirage » des aiguilles est plus vigoureux au niveau de ces points, car la conduction électrique y est meilleure.

Peut-être plus crucial encore, Langevin et ses collègues ont découvert, en pratiquant l'acupuncture sur un morceau de la paroi abdominale d'un rat, que lorsqu'ils imprimaient une rotation aux aiguilles – les chargeant alors en *qi* –, le tissu conjonctif situé sous la peau se retrouvait « mécaniquement fixé ». Langevin dit ainsi : « Même une toute petite rotation permettait au tissu conjonctif de s'entourer autour de l'aiguille, comme des spaghettis autour d'une fourchette. » Langevin a également découvert que le tissu demeure étiré pendant toute la durée du soin, engendrant des changements chimiques au niveau cellulaire qui entraînent un accroissement de la conductivité électrique.

La réaction du tissu conjonctif, dont l'importance a longtemps été minimisée par la médecine et la science occidentales, a éveillé dernièrement l'intérêt des chercheurs étudiant les molécules et

---

* « The Science of Stretch », *The Scientist*, https://www.the-scientist.com/features/the-science-of-stretch-39407, document consulté le 15 avril 2020.

la physiologie, comme étant la preuve que ce genre de stimulation du tissu conjonctif peut se ressentir au niveau cellulaire, avec pour effet de diminuer les inflammations chroniques, la douleur et même potentiellement d'inhiber la croissance des cellules cancéreuses ou des tissus fibrosés.

Les tissus conjonctifs sont présents partout dans notre organisme – « on pourrait tracer un trait n'importe où entre deux points du corps en restant sur du tissu conjonctif* », souligne Langevin. Et ce tissu conjonctif a de nombreuses fonctions : il maintient les organes en place, sert de chemin pour les nerfs et vaisseaux sanguins, stocke l'énergie, relie les muscles aux os et conduit donc l'électricité. On doit cette dernière qualité à l'un de ses éléments essentiels : le collagène. Des couches d'eau reliées à des fibres de collagène forment une voie conductrice unique qui permet à une charge électrique de voyager rapidement dans tout le corps, comme lorsque Dolly, la brebis clonée, a soudain été créée.

Quand j'ai découvert ces travaux, cela prouvait que j'avais raison, mais d'une nouvelle manière. Je me suis dit que *je sentais le qi à travers le tirage de l'aiguille*. Cela activait non seulement le tissu conjonctif, mais conduisait également l'énergie électrique, envoyant un message de soulagement dans le corps de toutes ces femmes de la maternité du Lutheran Medical Center, ce qui leur permettait de se détendre, au moins pendant un instant, à l'heure de devenir mères.

Savez-vous que Richard Nixon avait joué un rôle dans l'arrivée de l'acupuncture aux États-Unis ? Avant sa visite en Chine en 1972, restée célèbre – permettant aux Américains d'apercevoir

---

* http://www.biologyreference.com/Ce-Co/Connective-Tissue.html.

ce pays pour la première fois depuis plus de vingt ans (depuis l'accession au pouvoir des communistes, en 1949) –, le conseiller à la sécurité nationale Henry Kissinger s'était rendu en Chine pour préparer la visite présidentielle. James Reston, journaliste au *New York Times*, était également du voyage préparatoire. Mais peu de temps après son arrivée sur le sol chinois, il a dû subir en urgence une appendicectomie. Après avoir été opéré à Pékin, il a commencé à ressentir une sérieuse gêne pendant sa convalescence. « Li Chang-yuan, l'acupuncteur de l'hôpital, a inséré, après que je lui ai donné mon accord, trois longues aiguilles très fines au niveau de la partie externe de mon coude droit et sous mes deux genoux, qu'il a ensuite manipulées afin de stimuler mes intestins et de diminuer la pression et la dilatation de mon estomac*, a écrit Reston dans son article (figurant à la une) rapportant son initiation surprise à la médecine traditionnelle chinoise. En attendant, le docteur Li a brûlé deux morceaux d'une herbe appelée *ai* [ye], qui ressemblait à des bouts de cigare bon marché, qu'il a approchés de mon abdomen tout en imprimant de temps en temps une rotation aux aiguilles. » Reston poursuit en confiant avoir ressenti « en l'espace d'une heure, une diminution sensible de la pression et de la dilatation, le problème n'étant plus réapparu ensuite** ».

La parution de cet article a été la première introduction publique d'envergure à l'acupuncture pour les Occidentaux.

---

* Reston, James, « Now, About My Operation in Peking », *The New York Times*, 26 juillet 1971, https://www.nytimes.com/1971/07/26/archives/now-about-my-operation-in-peking-now-let-me-tell-you-about-my.html.

** *Ibid.*

L'année suivante, la National Acupuncture Association, qui a contribué à la formation à l'acupuncture des médecins occidentaux, voyait le jour aux États-Unis. Plus tard cette année-là, Nixon a fait sa tournée en Chine. Par la suite, le général de division Walter R. Tkach, médecin personnel de Nixon, qui a rejoint la campagne médiatique de Reston, a écrit un article pour le *Reader's Digest* intitulé « I Watched Acupuncture Work* ». Il a indiqué qu'en Chine, l'acupuncture servait d'anesthésique lors des opérations chirurgicales. Très vite, d'autres médecins américains se sont rendus en Chine et ont rapporté la même chose, parmi lesquels l'ancien médecin du président Eisenhower, qui a dit avoir vu un patient anesthésié uniquement par le biais de l'acupuncture pour une opération complexe du cerveau. Par la suite, les citoyens américains se sont intéressés au sujet, et ces informations ont également interpellé la communauté médicale. Plus tard, en 1973, le fisc américain a commencé à autoriser le remboursement des soins d'acupuncture. L'intérêt pour la médecine douce s'est suffisamment développé pour que le Congrès américain crée, en 1992, l'Office of Alternative Medicine. En 1998, les National Institutes of Health (NIH) ont créé le National Center for Complementary and Alternative Medicine – renommé en 2014 National Center for Complementary and Integrative Health** –, agence publique dont la mission est de définir l'utilité et le degré de sécurité des soins de santé n'étant

* « J'ai observé l'efficacité de l'acupuncture. »

** « NCCIH Facts-at-a-Glance and Mission », The National Center for Complementary and Integrative Health, document consulté le 16 avril 2020, https://nccih.nih.gov/about/ataglance.

pas considérés sur le plan strictement scientifique comme de la médecine conventionnelle. (Parmi les études récentes figurent la recherche sur l'utilisation de la musicothérapie pour diminuer le stress, l'exploration de la perception de la douleur potentielle et réelle et de l'influence de cette perception sur le système nerveux autonome, sans oublier mes travaux préférés, qui portent sur la manière dont une tasse de café peut diminuer les effets de l'acupuncture sur la douleur*.)

Aujourd'hui, plus de 3 millions d'Américains ont déjà essayé l'acupuncture** et la plupart des grands hôpitaux proposent ce type de soins, comme nous l'avons fait au Lutheran. Les centres médicaux tels que la Cleveland Clinic ont recours aux herbes chinoises. (Dans mon cabinet, nous prescrivons également des herbes et utilisons le moxa ou la moxibustion – l'*ai ye*, ces « bouts de cigare bon marché » dont parlait Reston dans son article.) En outre, les National Institutes of Health recommandent désormais l'enseignement de connaissances pratiques en acupuncture dans les écoles de médecine.

Et, dernièrement, on a constaté la prolifération d'études montrant que l'acupuncture a des effets mesurables sur la physiologie, ce qui a battu en brèche l'idée autrefois répandue dans la communauté médicale selon laquelle l'acupuncture était simplement un

---

* « Needles and Coffee May Not Mix; Even a Low Dose of Caffeine Blocks Acupuncture's Pain Relief in Mice », The National Center for Complementary and Integrative Health, document consulté le 16 avril 2020, https://nccih.nih.gov/research/results/spotlight/needles-coffee.

** En France, seuls les médecins, chirurgiens-dentistes et sages-femmes ont le droit de réaliser des actes d'acupuncture. On estime que 6 millions d'actes de médecine traditionnelle chinoise sont réalisés en France chaque année (NdT).

« placebo théâtral », comme l'a dit la revue *Anesthesia & Analgesia*. L'échographie Doppler a été utilisée pour montrer que l'acupuncture augmente le flux et la circulation sanguines, et des clichés d'IRM prouvent que l'acupuncture peut provoquer des changements observables dans le cerveau. Une recherche de grande ampleur laisse entendre que l'acupuncture peut tout faire, de l'amélioration du sommeil à l'augmentation du flux sanguin dans le cordon ombilical, en passant par la diminution des difficultés mentales.

Le saviez-vous ?

Une étude de 2013 publiée dans le *Journal of Alternative and Complementary Medicine* a révélé que l'électroacupuncture – forme d'acupuncture impliquant la transmission d'un faible courant électrique par les aiguilles – était aussi efficace que le Prozac pour réduire les symptômes de la dépression.

Il nous manque malgré tout un panorama complet des raisons pour lesquelles l'acupuncture est efficace. La science – avec son éternel désir de réponses précises – a fourni énormément d'efforts pour proposer une raison sensée. Résultat, diverses théories ont vu le jour au fil des décennies.

L'une des premières explications avancées est connue sous le nom de « théorie des endorphines ». Intrigués par les puissantes vertus anesthésiques de l'acupuncture (sur la base des comptes rendus du médecin de Nixon et d'autres personnes), mais incapables d'accepter l'explication de la MTC concernant les « canaux » énergétiques du corps, des chercheurs américains ont émis l'hypothèse que l'insertion des aiguilles libérait des endorphines, qui sont l'analgésique naturel du corps. La recherche montre en fait que le recours à l'acupuncture libère de l'endorphine chez les humains et certains animaux – ce qui pourrait expliquer le sentiment de satisfaction et la sensation de légèreté évoqués par les patients sortant d'une séance –, mais il n'est pas certain que ces endorphines soient directement responsables de l'atténuation de la douleur rapportée. Dans le cadre d'une étude, par exemple, des chercheurs se sont servis de l'acupuncture pour diminuer la douleur lors d'une opération dentaire. Une fois les patients soulagés grâce à l'acupuncture, on leur administrait un antagoniste opiacé, la naloxone. Ce médicament est souvent prescrit aux personnes ayant fait une surdose de substances narcotiques, car il bloque leurs effets. Et il est également efficace pour bloquer les effets des opioïdes endogènes, le système de soulagement de la douleur de l'organisme auquel sont liées les endorphines. L'idée est la suivante : si la présence d'endorphines explique le soulagement de la douleur obtenu grâce à l'acupuncture, la souffrance des patients devrait augmenter si on leur donnait de la naloxone. Et, pourtant, cela ne s'est pas produit dans la plupart des études – bien qu'un faible effet ait été obtenu dans certaines. Il en est donc ressorti très clairement qu'une plus grande libération de substances analgésiques endogènes, bien qu'utile, n'explique pas comment l'acupuncture parvient à soulager suffisamment la douleur pour servir d'anesthésique lors d'une intervention chirurgicale.

La piste des endorphines a très vite été associée à une autre théorie adaptée d'un concept déjà bien ancré dans la médecine occidentale, à savoir la « théorie de la porte ». Cette « porte » fait référence à la moelle épinière, qui joue le rôle de filtre pour le système nerveux, contrôlant les signaux autorisés à remonter jusqu'au cerveau. Une stimulation permanente finit par fermer cette porte. Une stimulation insuffisante laisse la porte ouverte afin de permettre à votre cerveau d'enregistrer une nouvelle sensation. En appliquant cette théorie à l'acupuncture, l'idée est que les aiguilles provoquant la stimulation ferment la porte, ce qui fait disparaître la douleur, voire déclenche un changement physiologique au niveau du cerveau. Cela permet alors la libération d'endorphines ou de neurotransmetteurs diminuant la sensation de douleur*.

Une autre hypothèse a par la suite laissé entendre que les minuscules blessures – et je devrais ajouter indolores – causées par les aiguilles remontent jusqu'au système immunitaire, déclenchant le processus de guérison. Concrètement, la piqûre de l'aiguille envoie un message au corps. Les protéines inflammatoires et d'autres substances chimiques luttant contre les infections et ayant le potentiel de guérir inondent alors la zone de la blessure, préparant le système immunitaire à traiter également d'éventuels problèmes plus graves**.

Chacune de ces théories offre une explication distincte de l'influence de l'acupuncture sur le corps – et elles ont toutes raison, bien qu'étant incomplètes. Je veux dire par là que l'acupuncture n'est pas simplement une technique. En tant qu'acupunctrice,

---

* Heid, Markham, « Does Acupuncture Work? », *TIME*, 29 juin 2016, http://time.com/4383611/acupuncture-alternative-medicine-pain/.

** *Ibid.*

j'utilise les aiguilles de différentes manières pour répondre aux besoins particuliers de chaque patient. Si quelqu'un souffre de sciatique, je place des aiguilles le long du nerf sciatique, interrompant son signal – ce qui pourrait correspondre à la théorie des portes –, mais je peux également choisir de planter les aiguilles directement sur un spasme musculaire afin de dénouer la zone, ce qui tient plus de l'intervention mécanique, dont le résultat est semblable aux effets du massage. Je traite également souvent des points d'acupuncture sur tout le corps, qui permettent une libération des endorphines dans l'optique d'aider le patient à se détendre. Les patients me demandent parfois : « Qu'est-ce que vous mettez dans vos aiguilles ? » Ils deviennent tellement sereins au cours des séances qu'ils pensent que j'ai trempé mes aiguilles dans une sorte de sédatif. Je leur explique qu'ils ressentent une réaction chimique naturelle pouvant leur donner l'impression d'avoir pris du Valium, alors que ce n'est pas le cas.

Depuis que l'acupuncture est perçue aux États-Unis comme un moyen d'apaiser les douleurs, la plupart des hypothèses concernant son fonctionnement sont axées sur ses bienfaits analgésiques. Mais ses effets sur le corps sont plus complexes et sophistiqués qu'on ne le pense souvent. Personnellement, je pratique surtout la médecine interne – par exemple en cherchant à améliorer l'état d'un organe bien précis ou en aidant les femmes à tomber enceintes par le biais d'un meilleur équilibre des hormones sexuelles. De mon point de vue, ces théories ne racontent donc qu'une partie de l'histoire. Elles ne répondent pas à certaines questions plus profondes et mystérieuses sur le pouvoir de l'acupuncture. Pourquoi le col de l'utérus des femmes en travail au Lutheran se dilate-t-il plus rapidement grâce à l'acupuncture ?

Pourquoi le fait de placer une aiguille sur un point du pied ou de la jambe provoque-t-il une réaction au niveau de l'utérus, organe qui, selon la logique médicale, n'a aucun lien avec ces parties du corps ? Pourquoi, si vous placez des aiguilles sur le cuir chevelu d'un patient ayant fait une attaque (sur un point bien précis du cerveau), comme je l'ai appris d'un praticien chinois, son bras gauche paralysé gagne-t-il en mobilité* ?

Je me suis donc mise en quête d'une théorie qui engloberait tous les pouvoirs de l'acupuncture – de la vertu analgésique au rétablissement spectaculaire, en passant par le traitement pour la fertilité. J'avais le sentiment que la recherche ferait allusion à l'importance du « tirage » des aiguilles.

Pour cela, j'ai dû revenir aux origines et me pencher sur le développement de l'embryon et la façon dont il installe un mode de communication au niveau de tout le corps.

Il y a plusieurs années, au cours d'une conférence organisée à Vancouver et consacrée à l'acupuncture, j'ai rencontré Dan Keown, chirurgien britannique spécialiste de la médecine d'urgence. Il assistait à cette conférence parce qu'il se trouve être acupuncteur certifié. À l'époque, Keown avait causé des remous dans les cercles de la médecine chinoise après la publication récente d'un ouvrage posant une question simple mais désarmante (question à laquelle il était le seul à pouvoir répondre) : que pourraient tirer les médecins occidentaux de l'étude de la médecine orientale ?

* Ming Qing Zhu and Moyee Siu, « Can Acupuncture Really Benefit Stroke Recovery? », Pacific College of Health and Science, https://www.pacificcollege.edu/news/blog/2015/07/27/can-acupuncture-really-benefit-stroke-recovery.

Dans son livre, *The Spark in the Machine: How the Science of Acupuncture Explains the Mysteries of Western Medicine*, Keown défend farouchement l'argument – en grande partie sur la base de travaux menés par Charles Shang, professeur et chercheur au Baylor College of Medicine – selon lequel l'embryon humain développe des nœuds qui jouent le rôle de centres organisateurs, décidant la forme que va prendre notre corps et créant un réseau électrique qui correspond aux points d'acupuncture et méridiens de la médecine chinoise.

Comme le décrit Keown, c'est au cours de l'embryogenèse que la capacité d'un organisme à créer des systèmes est la plus impressionnante. « Le niveau [d'organisation] nécessaire pour fabriquer un bébé humain est tout simplement stupéfiant, écrit-il. En l'espace de neuf mois, une seule cellule se multiplie jusqu'à former 10 000 000 000 000 cellules. C'est déjà une sacrée prouesse, mais en même temps, il [s'organise] pour assurer tout ce qui nous paraît aller de soi quand nous sommes en bonne santé. »

Dans la mesure où la majeure partie de la communication dans l'organisme s'effectue grâce au système nerveux ou au sang, le bon sens nous conduirait à penser que ces mêmes systèmes sont à l'œuvre pendant l'embryogenèse. Et pourtant, en y regardant de plus près, cela semble improbable. À la quatrième semaine de grossesse, l'embryon ne fait que 0,6 cm de long, il est donc plus petit qu'un grain de riz. Le système nerveux et les vaisseaux sanguins ont commencé à se former, mais ne sont pas encore assez développés pour jouer le rôle de canaux de communication. Malgré tout, chaque cellule – et il y en a plus de 20 000 à ce stade – sait précisément quoi faire.

Le processus biologique entraînant le développement de la forme d'un organisme est connu sous le nom de « morphogenèse » (du grec *morphê*, qui signifie littéralement « début de la forme »). À l'intérieur de l'embryon, ce processus est exécuté par les morphogènes, puissants facteurs de croissance spécifiques aux cellules embryonnaires. Pour mener à bien leur mission, les morphogènes n'ont pas besoin de circuler dans le sang, ils se répandent en empruntant les espaces situés entre les cellules. Si un certain type de morphogène atteint un niveau de concentration bien précis, cela incite l'embryon à développer un membre, un organe ou une autre structure en activant les gènes impliqués dans ce processus. À noter que le terme « morphogène » a été inventé par le célèbre casseur de codes des nazis pendant la Seconde Guerre mondiale, Alan Turing, dans son article de 1952 intitulé « The Chemical Basis for Morphogenesis », dans lequel il décrit un modèle chimique et mathématique pour expliquer le développement d'un embryon.

Dans la théorie des systèmes, de nombreux composants interagissent les uns avec les autres, par le biais de centres organisateurs, des lignes de communication se croisant et se disséminant avec efficacité, ce qui crée une chaîne de commandement. Turing a émis l'hypothèse qu'il s'agissait également de la méthode employée par l'embryon pour diriger son développement. Les centres organisateurs, ou nœuds, de notre corps sont des collections de cellules spécialisées. Mais contrairement aux cellules qui les entourent, elles ne bougent pas, ne grandissent pas et ne se différencient pas, mais régulent et contrôlent les cellules qui les entourent, donnant des ordres pour le développement d'un bras, d'un rein ou du cristallin d'un œil.

L'existence de tels nœuds a été découverte, certes chez les amphibiens, dans les années 1930, lorsque l'embryologiste allemand Hans Spemann a identifié les parties des embryons dirigeant le développement de groupes de cellules, qui deviennent des tissus, organes et membres bien précis. Au cours de ses expériences, Spemann est même parvenu à transplanter des nœuds dans un second embryon et, du même coup, le contrôle de la croissance et du développement. Concrètement, en manipulant les centres organisateurs, Spemann a réussi à donner la vie à des créatures à la Salvador Dalí, comme une salamandre à deux têtes et des grenouilles dotées de paupières sur tout le corps.

Le saviez-vous ?

En 1928, Spemann a été le premier à procéder au transfert de noyau d'une cellule somatique – créant un embryon viable à partir d'une cellule d'un corps et d'un ovocyte –, avant-goût du clonage. Sept ans plus tard, en 1935, il a décroché le prix Nobel de physiologie ou médecine « pour la découverte de l'effet organisateur dans le développement embryonnaire ».

Ces centres organisateurs, ou nœuds, souligne Keown, sont invariablement situés au niveau des principaux points d'acupuncture. Et ils forment un réseau qui ressemble énormément à la carte des méridiens d'acupuncture de la médecine traditionnelle chinoise.

Les méridiens

Les méridiens et points d'acupuncture ont été largement identifiés dans la recherche : une étude de 2014, publiée dans le *Journal of Electron Spectroscopy and Related Phenomena*, a utilisé l'imagerie par tomodensitométrie, avec le rayonnement synchrotron (qui offre une lecture plus évoluée) des points d'acupuncture et des points de non-acupuncture. Elle a montré que les points d'acupuncture présentent un plus grand nombre de petits vaisseaux sanguins qui s'enroulent ou bifurquent autour de gros vaisseaux sanguins plus épais. En outre, ces points et méridiens ont été identifiés dans d'autres expériences à l'aide de l'IRM, d'images infrarouges, de photographies thermiques LCD et d'ultrasons.

Les points d'acupuncture sont-ils alors les restes des premiers centres organisateurs embryonnaires ? Charles Shang, professeur adjoint de médecine, diplômé de Harvard et exerçant à Baylor – sur les travaux duquel s'étend Keown dans son livre –, a étudié le sujet dans une série d'articles publiés à partir de 2001. Shang y présente sa théorie de l'acupuncture reposant sur le contrôle de la croissance et propose une représentation bioénergétique de la carte des points d'acupuncture. Dans ses travaux, Shang a également montré que les cellules spécialisées formant nos nœuds continuent d'avoir une fonction de régulation tout au long de notre vie. « L'humain, une fois adulte, a besoin de conserver le contrôle et non plus de l'instaurer », écrit Keown, voulant dire par là que le système organisateur du corps – et l'énergie électrique qui le traverse (ce que la médecine chinoise appellerait *qi*) – est au summum de son efficacité quand nous sommes jeunes, puis vieillit en même temps que nous, ne disparaissant pas mais voyant sa fonction évoluer.

Si les points d'acupuncture correspondent aux nœuds, quelle est l'explication biologique des méridiens – ou voies – au travers desquels circule notre énergie électrique ? Lorsque l'embryon gagne en complexité, il se divise en compartiments, représentant clairement une partie du corps distincte des autres. Ces compartiments sont entourés d'un tissu conjonctif spécial, principalement à base de collagène, connu sous le nom de « fascia ».

Le fascia se trouve partout dans notre corps. Il correspond à la couche profonde de la peau, relie, stabilise, entoure et sépare les muscles et d'autres organes internes. Il existe trois formes de fascia – superficiel, profond (qui est le tissu conjonctif sur lequel intervient l'acupuncture) et viscéral. C'est un acteur clé dans le processus d'alimentation de toutes les cellules du corps, y compris les cellules malades. Il est également extrêmement fort, « si fort, souligne Keown, que du temps de Björn Borg et John McEnroe, le cordage des raquettes des joueurs professionnels était en fascia d'intestins de vache ». Presque toutes les substances biologiques sont incapables de pénétrer le fascia. Il est tellement infranchissable qu'il devient une sorte de toboggan ou planche savonneuse pour un certain nombre d'éléments présents dans notre corps : eau, air, sang et même électricité. En fait, non seulement le fascia est un conducteur et une résistance électriques, capable de transmettre des signaux électriques dans tout le corps, mais, chose incroyable, il est également en mesure de produire sa propre électricité.

On émet donc l'hypothèse que le fascia est le vecteur de l'énergie électrique, ou *qi*, circulant dans notre corps. « Ces voies de fascia ont été joliment illustrées par les anatomistes, indique Keown, toutefois ils ne décrivaient pas le fascia, mais les tissus qu'elles enveloppent. » Un principe de chirurgie indique même d'effectuer des incisions le long des plans fasciaux – avec toujours le souci de ne trancher le fascia que si c'est absolument nécessaire, car cela accroît le risque d'adhérences, surtout au niveau du système d'organisation du corps – sans avoir conscience que ces voies ne sont pas là pour faciliter le travail des chirurgiens. « Lorsque l'Occident parle de plans fasciaux, l'Orient parle de méridiens d'acupuncture, dit Keown. Ces deux points de vue sont une question d'interprétation et ne véhiculent aucune contre-indication. L'Occident n'a peut-être pas encore de force comparable [au *qi*], mais c'est uniquement parce qu'il n'a pas tenté d'expliquer le pouvoir holistique derrière l'auto-organisation embryonnaire. »

Le saviez-vous ?

Le fascia joue également un rôle clé pour démystifier une anomalie que l'on trouve parfois dans la recherche sur l'acupuncture. Dans certaines études, des chercheurs ont recours à « l'acupuncture simulée » – qui peut consister en l'insertion d'aiguilles sur des points de non-acupuncture ou l'utilisation d'aiguilles rétractables qui ne pénètrent pas la peau – afin d'en mesurer les effets par rapport à la « véritable » acupuncture. Dans certaines de ces études, la véritable acupuncture fonctionne légèrement mieux que l'acupuncture simulée, ce qui conduit certains chercheurs à conclure que l'acupuncture, en général, n'est rien de plus qu'un placebo. Cependant, vu la nature conductrice du fascia, le fait de piquer le long d'un plan fascial devrait avoir un effet conducteur, même s'il n'est pas aussi puissant que lorsque l'on traite les vrais points. En ce qui concerne les aiguilles ne pénétrant pas la peau, la digitopuncture ou l'insertion superficielle d'aiguilles peut créer une faible oscillation qui génère suffisamment d'activité électrique pour activer légèrement les points d'acupuncture.

Cependant, la médecine occidentale a commencé à étudier – et à accepter – le principe selon lequel les signaux bioélectriques sont nécessaires à la formation du corps. En 2011, deux biologistes de l'université Tufts ont publié une recherche, accompagnée d'une vidéo*, relatant leur découverte, à savoir que des signaux bioélectriques entraînent la formation, par un groupe de cellules, des schémas nécessaires pour la création de la tête et la formation faciale d'une grenouille. Et ils ont capté le processus en accéléré sur un film.

« Notre recherche montre que l'état électrique d'une cellule est fondamental pour le développement. Les signaux bioélectriques semblent réguler une séquence d'événements et non un seul événement, souligne Laura Vandenberg, première auteure de l'article publié dans *Developmental Dynamics*. Les biologistes

* Université Tufts, https://www.youtube.com/watch?v=ndFe5CaDTlI.

spécialistes du développement sont habitués aux séquences dans lesquelles un gène génère un produit de protéine qui finit par donner naissance à un œil ou une bouche. Mais nos travaux laissent entendre qu'autre chose – un signal bioélectrique – est nécessaire avant que cela ne se produise*. »

L'équipe de l'université Tufts a également découvert qu'une perturbation des signaux bioélectriques était en corrélation avec des malformations crâniofaciales. Certains embryons avaient deux cerveaux, d'autres présentaient un épaississement des nerfs optiques ou une anomalie au niveau du nez ou des mâchoires.

« Ces résultats révèlent le caractère incomplet de nos connaissances concernant la façon dont les cellules savent ce qu'elles ont à faire, a conclu Vandenberg, et c'est en quelque sorte un moyen de conclure cette histoire – ou de prendre une nouvelle orientation. » Ou même de revisiter la recherche à partir du passé : souvenez-vous des travaux de Robert O. Becker sur les salamandres amputées (voir le chapitre 2), qui a découvert une modification de la charge électrique au niveau du moignon – suggérant un potentiel énergétique – lorsque le membre commence à repousser.

La vidéo « The Face of a Frog » est non seulement basée sur les travaux de Becker, mais soutient également les travaux de Keown et Shang, qui ont tous deux avancé qu'il existait un type de signal électrique particulier – à leurs yeux, le *qi* – qui dirige le schéma des cellules.

---

* Tufts Now, http://now.tufts.edu/news-releases/face-frog-time-lapse-video-reveals-never-seen.

Mais la médecine chinoise met l'accent sur la nature fluctuante du *qi*, à la fois substance matérielle et force sublime qui intègre l'esprit, le corps et l'âme. Tout dans l'univers, de notre corps aux étoiles, est le résultat d'un cycle continu, le rassemblement et la dispersion du *qi*. « Si nous définissons le *qi* comme une énergie organisatrice, elle est alors à l'œuvre dans le cosmos, où règne également l'ordre, comme l'a dit Keown quand nous avons échangé*, [ce qui] est le but ultime de la physique – le Graal de la physique –, l'idée qu'il existe une force expliquant tout. » Notre champ énergétique personnel, notre *qi*, est non seulement l'intelligence et le système organisateur du corps, mais également un microcosme du champ majeur, le champ dont provient la vie elle-même, le Tao.

J'ai le mieux cerné cette notion quand j'étais encore à l'école, à San Diego. Je suis tombée sur l'un de mes professeurs, Z'ev Rosenberg, alors que je marchais sur la plage. Il se tenait debout au bord de l'océan, à regarder dans l'eau. En médecine chinoise, les premiers indices pour effectuer un diagnostic viennent du pouls, dont la vitesse et la profondeur varient en fonction de l'organe. Lorsque j'ai demandé à Z'ev ce qu'il faisait, il a répondu qu'il effectuait le diagnostic du pouls. « Les ondulations sur le rivage sont le résultat des plus grosses vagues situées plus loin et les reflètent », m'a-t-il dit. De même, le pouls au niveau du poignet répercute une vibration énergétique provenant des profondeurs de l'organisme. Il y a très longtemps, les Chinois s'appuyaient sur cette information, car ils ne disposaient pas de nos outils de diagnostic actuels.

---

* Conversation de Daniel Keown avec l'auteure en février 2017.

Et pourtant, le système complexe de diagnostic du pouls fonctionne aussi bien aujourd'hui qu'il y a plusieurs millénaires. L'acupuncture a résisté au passage du temps pour une bonne raison. Dans ce qu'elle a de plus fondamental, elle pose comme postulat que nous sommes capables de guérir en réponse à une charge, à une poussée de nouvelles informations, à l'instar de l'univers, ou du Tao, qui change en permanence en raison des informations que nous lui transmettons.

SI VOUS SOUHAITEZ PRATIQUER

Le shiatsu

Vu la signification embryologique des points d'acupuncture, le moment est venu de découvrir certains points parmi les plus importants du corps. Vous pouvez masser ces points en utilisant une technique appelée « shiatsu », qui génère et transmet de l'énergie dans tout le corps. Un acupuncteur qualifié se sert de ces points dans le cadre d'un protocole de soins complet, intervenant sur diverses parties du corps afin de traiter l'ensemble des symptômes du patient. Ici, nous allons nous en servir pour traiter une partie bien précise du corps.

Gros intestin 4

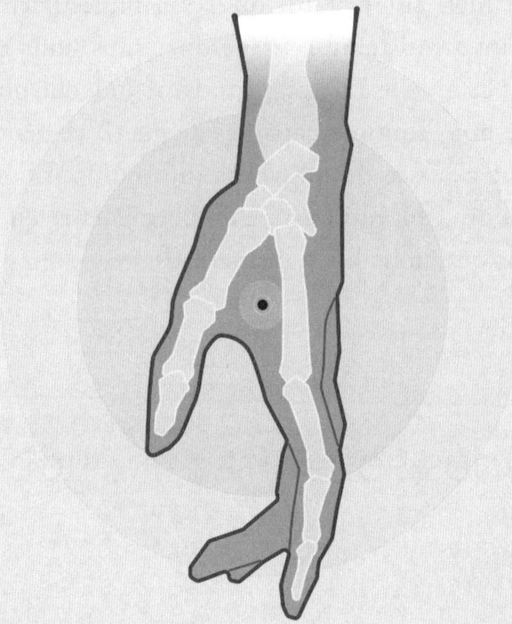

Si vous regardez le dos de votre main et appuyez avec le pouce de la main opposée entre le pouce et l'index, vous remarquerez que cela forme un creux. Et à l'extrémité de ce creux se situe un renflement. Appuyez sur la partie la plus haute de ce renflement, vers la main, en effectuant de petits mouvements circulaires. Poursuivez jusqu'à ce que vous tombiez sur le point sensible. Une fois ce point trouvé, maintenez une pression régulière pendant quelques minutes, jusqu'à ce que la sensibilité diminue.

Vous pouvez agir dessus pour n'importe quel problème au niveau de la tête et du cou (douleurs faciales, rage de dents, maux de tête ou tension dans le cou et les épaules).

Estomac 36

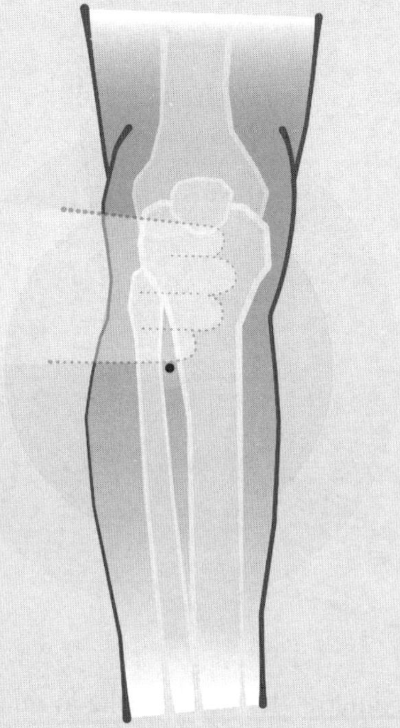

Faites glisser votre main, en partant de la face externe de votre rotule, le long de la partie externe de votre tibia. Vous allez trouver un petit creux, situé à quatre largeurs de doigt sous la rotule. Massez cette zone, en exerçant une pression régulière, pendant quelques minutes ou jusqu'à ce que la sensibilité diminue.

Le nom chinois de ce point est Zu San Li, que l'on traduit souvent par « trois lieues ». Jadis, on invitait les soldats chinois à frotter ce point pour les aider à marcher sur plusieurs kilomètres supplémentaires. Vous pouvez vous aussi le solliciter pour générer de l'énergie, ainsi que pour remédier à des problèmes digestifs.

Rate 6

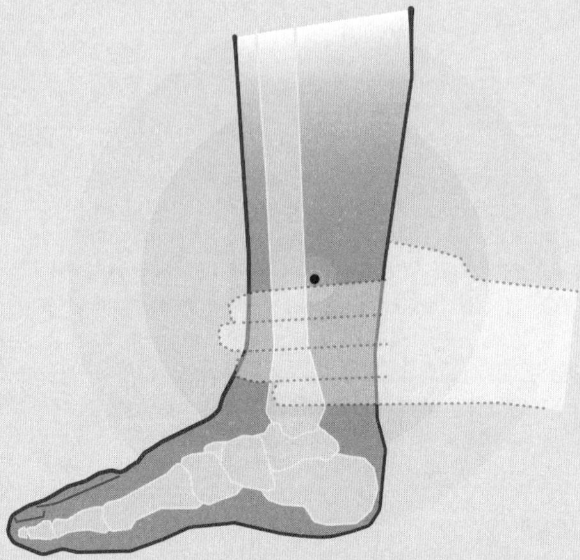

Tâtez la face interne de votre cheville jusqu'à trouver l'os qui ressort (la malléole médiale). Faites remonter votre doigt de trois largeurs de doigt à partir du centre de la malléole médiale (sur l'illustration, le quatrième doigt repose sur la malléole médiale) et trouvez une zone ressemblant à un creux ou à un point sensible. Massez cette zone en exerçant une pression régulière pendant quelques minutes ou jusqu'à ce que la sensibilité diminue.

Il s'agit du point d'acupuncture sur lequel j'intervenais à l'hôpital pour soulager les douleurs des femmes en plein travail. Comme il produit un effet sur l'utérus, il ne doit pas être utilisé par la femme enceinte, sauf si elle se trouve en plein travail. Si vous n'êtes pas enceinte, vous pouvez le solliciter pour toute gêne au niveau de la partie inférieure de l'abdomen (douleurs menstruelles, gaz, crampes digestives).

6

IMPOSITION DES MAINS

En 2012, au vu du développement de mon cabinet Yinova, j'ai recruté une naturopathe, Carla Kreft, chargée d'intervenir auprès de nos patients. Les naturopathes sont des médecins ayant la même base scientifique que les docteurs en médecine et utilisant les mêmes diagnostics standards occidentaux. Mais ils privilégient une approche holistique, encourageant les patients à prendre en compte les causes de leur maladie, et ont surtout recours à des remèdes naturels. La première chose que j'ai apprise sur Carla – en dehors du fait que c'était l'étudiante la plus brillante qu'ait jamais accueillie l'école de naturopathie –, c'est qu'elle est issue d'une longue lignée de guérisseurs et mystiques péruviens et que des gens l'ont vue projetée à travers la pièce par un esprit malin. Je me suis dit qu'il me fallait absolument rencontrer cette femme.

Carla a non seulement enrichi ma pratique, mais également transformé le regard que je portais sur ma qualité de praticienne.

Sa philosophie professionnelle était en phase avec la mienne – c'est une naturopathe rigoureuse dotée d'une perception axée sur la dimension biomédicale, ainsi qu'une praticienne à la belle profondeur d'esprit –, mais elle possédait également une lucidité à laquelle je n'ai pas toujours pu accéder personnellement. Autrement dit, elle avait une attitude revigorante sans baratin que j'adorais.

Un jour, dans les premiers temps après son arrivée chez Yinova, après m'avoir observée lors d'une séance d'acupuncture avec un patient, elle a traîné à l'entrée de la salle de soins. Elle avait une allure géniale : une reine mère avec un côté chaman. Ce jour-là, sa chevelure brune était tirée en arrière, avec un chignon relâché et des touches de gris. Son regard espiègle et entendu derrière ses yeux marron me laissait penser qu'elle avait quelque chose à me dire. Je lui ai donc fait un geste, comme pour dire *Je t'écoute.*

Elle m'a souri et a dit : « Tu sais que tu n'as plus besoin d'aiguilles, hein ? » En effet, je le savais, et depuis un moment, même si je n'osais pas me l'avouer. Mais Carla avait raison : les aiguilles n'étaient plus essentielles au travail que j'effectuais.

Et, pourtant, je ne souhaitais pas m'en séparer. Je m'appuyais sur ces aiguilles et sur l'acupuncture en général. Tout d'abord, j'avais le sentiment qu'être devenue praticienne certifiée m'avait octroyé une place respectée au sein de la communauté médicale. J'étais fière d'exercer la médecine chinoise. J'avais travaillé dur pour devenir acupunctrice certifiée – il m'avait fallu faire preuve de rigueur et de discipline pour être adoubée par les commissions médicales. Et, une fois devenue praticienne, j'ai découvert que les fondements de la médecine chinoise m'apportaient la structure nécessaire pour traiter mes patients d'une manière qui les aidait.

Cela m'a non seulement incitée à rester humble – je savais que j'étais assise sur des épaules de géants –, mais également honnête. Il était crucial à mes yeux de proposer des services que je savais bénéfiques aux patients.

J'ai alors craint de m'éloigner d'un champ légitime de travail énergétique, doté de normes d'enseignement et déontologiques élevées, et d'errer dans un monde à la réglementation largement insuffisante. J'avais le sentiment de m'aventurer dans le Far West. Il existe de nombreux thérapeutes énergéticiens talentueux et efficaces – j'en avais déjà rencontré un grand nombre quand je m'efforçais de comprendre le mode de fonctionnement de la médecine énergétique –, mais rôdent également des vendeurs sans scrupule de remèdes de charlatan et des prétendus gourous. Ces individus gravitent en marge de la médecine douce, dans des eaux où la formation est facultative et la supervision, insignifiante. Au fil des ans, j'ai eu mon lot de rencontres avec ce genre de personnes et côtoyé des patients qui avaient eu affaire à eux.

Je me sentais également bien protégée dans la sphère de l'acupuncture sur un plan personnel. Depuis que j'avais pris conscience de mon habileté à soigner, j'avais le sentiment que ce pouvoir était étrange. Je combattais cela, car je savais rationnellement que c'était une inhibition inutile, mais je ne pouvais m'empêcher de ressentir un refus catégorique quand j'envisageais de passer au rôle de « thérapeute énergéticienne » (bien que l'acupuncture soit également un type de travail énergétique – ce qui signifie que, techniquement, j'étais déjà thérapeute énergéticienne –, ce nouveau domaine de la médecine énergétique, qui ne se sert que des mains, me paraissait très largement différent). Quand j'avais travaillé avec Andrew, mon patient souffrant d'un cancer de la prostate, douze ans auparavant, j'avais employé l'imposition des mains – et malgré la force de guérison que je sentais parcourir mon corps pendant nos séances, je me sentais un peu déséquilibrée sans mes aiguilles pour me conforter en tant que praticienne. Depuis, j'avais réuni les deux dimensions. Les aiguilles m'apportaient une sécurité, je me sentais soutenue par la très solide histoire de l'acupuncture, et je bénéficiais d'un espace me permettant de me connecter à une source d'énergie plus vaste au moment opportun.

À l'époque, j'ai essayé d'expliquer cela à Carla, avec moins d'aisance et de manière moins intelligible. Mais elle n'adhérait pas. « Tu as plus de pouvoir que tu ne le penses, a-t-elle insisté. Je vois bien que tu exploites seulement une partie de tes compétences parce que tu as peur. »

Je lui ai donc demandé de me montrer comment elle prodiguait ses soins énergétiques. À l'époque, j'avais déjà rencontré Bill Bengston. Je connaissais donc cette technique et, bien entendu, j'étais déjà bien plongée dans ma méthode plus intuitive. Mais j'avais hâte d'apprendre des choses auprès de Carla, car sa pratique était une combinaison de leçons tirées des adeptes spirituels de sa famille péruvienne et d'une singulière tradition de guérison gnostique égyptienne. Entre les deux, elle avait appris à voir et à utiliser des guides spirituels afin de sonder les chakras du corps, en quête d'informations, et d'accéder à des dimensions détachées du monde. « Je suis capable de décrire en détail la moquette dans les escaliers de la maison de ton enfance », m'a-t-elle par exemple dit pour illustrer sa capacité à pénétrer un domaine en apparence inaccessible.

Bien que Carla, par respect pour les traditions tribales, ne se considère pas comme un chaman, une grande partie de son activité et le chamanisme se chevauchent. Dans sa forme primitive, le chamanisme – dénué des fameuses couches d'interprétations *New Age* que nous avons récemment projetées dessus en Occident – incarne la sagesse spirituelle de tout un éventail de tribus indigènes.

Le saviez-vous ?

Le terme « chamanisme » a en fait été proposé par des anthropologues occidentaux qui observaient la très vieille religion des Turcs et Mongols, ainsi que des tribus voisines en Sibérie, Chine et tout au nord de l'Eurasie. Au fil du temps, les anthropologues occidentaux ont commencé à employer ce terme dans une acception large, englobant des rituels sans lien avec les autres découverts au sein de religions d'autres parties d'Asie, d'Afrique, d'Australasie et de certaines régions des Amériques. Plus récemment, la culture de guérison pop s'est approprié le chamanisme, avec des praticiens dans de grandes villes comme New York (Manhattan), Los Angeles et Sydney réunissant soins énergétiques, méditation, conseils astrologiques et – je ne plaisante pas – séances en jet privé.

Mais, à la base, le chamanisme décrit la capacité d'une personne à servir d'intermédiaire ou de messager entre le monde des esprits et l'univers humain. Généralement, un chaman est capable d'entrer dans un état de transe – ou, comme le dit l'historien roumain Mircea Eliade, dans une « extase religieuse* » – afin de prodiguer des conseils et de soigner. Carla se décrit elle-même et les chamans en général comme « quelqu'un ayant une très forte connexion avec la nature et qui comprend le monde par le biais de ces forces naturelles** ». Mais la pratique du chamanisme varie d'une région à l'autre. Carla, dont la famille est originaire d'un petit village situé dans la jungle, près d'Iquitos, plus grande ville de l'Amazonie péruvienne, explique que, même au sein du chamanisme péruvien, il existe une nette différence entre les praticiens de la jungle et ceux des montagnes. « Il s'agit d'une différence cosmologique, dit-elle. Dans les montagnes, ils emploient un autre vocabulaire. Les cérémonies sont différentes, comme la musique, l'alimentation. Tout le processus diffère en raison de la situation géographique. »

Iquitos est également prisée en raison du « tourisme de l'ayahuasca ». Ainsi, des Occidentaux se rassemblent pour prendre des substances hallucinogènes à base de racines et de plantes de la région. Bien que certains groupes aient une dérogation religieuse, dans la plupart des cas, il est illégal de vendre de l'ayahuasca aux États-Unis. Mais elle est tellement populaire que de nombreuses personnes, et j'en fais partie, l'ont essayée, se rendant souvent pour ce faire à l'étranger. L'ayahuasca n'est que l'un des milliers de remèdes végétaux utilisés par les chamans, et Carla estime qu'il faut la traiter avec respect et non la prendre avec désinvolture.

---

* Eliade, M., *Le chamanisme et les techniques archaïques de l'extase*, Payot, Paris, 2015.

** Sauf mention contraire, les propos de Carla Kreft cités dans cet ouvrage sont extraits d'une conversation de Carla Kreft avec l'auteure.

Comme elle me l'a expliqué, « l'ayahuasca nécessite un mode de vie bien précis. Les indigènes ont recours à des rituels pour se préparer à la consommer ». Ces préparatifs peuvent comprendre des périodes d'abstinence sexuelle, de régimes alimentaires stricts et d'expériences spéciales – comme passer trois jours seul dans la jungle afin d'affronter ses peurs. Ces mesures préalables sont destinées à diminuer les désirs et envies marqués de plaisirs matériels comme le sexe ou la nourriture, ainsi qu'à les aider à affronter leurs démons. Grâce à ce genre de préparatifs, l'adepte peut interpréter son trip avec plus de clarté et moins de peur, l'expérience s'avérant alors profondément spirituelle.

Il est intéressant de noter que, comme moi, Carla a eu une enfance assez traumatisante – son père buvait, ce qui lui donnait le sentiment qu'« il y avait des dangers à la maison » – et elle souligne avoir elle aussi toujours été sur ses gardes. « Je ne savais jamais ce qui allait arriver, confie-t-elle. Résultat, j'ai appris à décrypter les gens. »

Quand je suis entrée dans ma salle de soins un après-midi, je sentais donc que j'allais me retrouver entre des mains compétentes et pleines de compassion. Je me suis allongée sur la table afin que Carla puisse travailler sur moi. Au début, elle m'a expliqué en détail des exercices semblables à ceux proposés dans ce livre : j'ai visualisé une corde, comme une ancre, me reliant à la terre, puis j'ai imaginé une lumière me traversant. Mais, dans ce cas précis, j'étais en train d'apprendre, en observant Carla, les instructions que j'allais fournir à mes patients. Carla se trouvait debout derrière ma tête, me racontant ce qu'elle visualisait – à savoir, à ce stade, mon énergie spirituelle sous la forme d'un flot de lumière, qu'elle guidait vers mon chakra couronne et mon corps. Je me suis alors sentie euphorique et légère, comme un ballon pouvant pratiquement s'élever dans les airs à tout moment. Puis elle s'est dirigée à l'autre bout de la table, vers mes pieds, et a visualisé qu'elle faisait remonter l'énergie de la terre, ce qui a immédiatement ancré le sentiment de légèreté que j'éprouvais et a fait naître en moi une grande tranquillité. Elle a ensuite tiré cette tranquillité par mes pieds jusque dans mon corps afin de rencontrer la lumière. J'ai fermé les yeux et commencé à voir des couleurs vives. J'avais conscience des mouvements de bras que Carla faisait au-dessus de moi et des mouvements de mon corps en train de réagir.

Sa formation chamanique lui permet d'accéder à l'énergie qui circule entre nous et qu'elle perçoit comme un faisceau de lignes qui se croisent. Cela signifie qu'à l'instar de Kiran, elle est capable de percevoir les zones de blocage énergétique. Ce sentiment de connexion s'exprime également en médecine chinoise. Les philosophes chinois disent que nous sommes un microcosme du champ énergétique supérieur, des représentations individuelles du Tao. Les chamans soulignent que nous sommes connectés à un univers spirituel que nous ne pouvons pas voir, mais ressentir. Cette notion se retrouve dans les lois de la physique, qui affirment que nous sommes de l'énergie condensée sous une forme physique – cette même énergie qui existe d'une façon générale dans l'univers.

J'étais déjà parvenue naturellement à certains stades du rituel de Carla – par exemple, je m'imaginais remplir mes patients de lumière à certains moments pendant la séance –, mais je ne leur demandais pas de visualiser des choses. Vu mon ambivalence concernant la révélation de mes dons, je ne les avais pas structurés. Carla m'a aidée à accepter – et à discipliner – mon aptitude naturelle pour les soins énergétiques.

Au cours de cette séance, elle m'a également appris des choses sur les chakras. J'y avais bien entendu déjà réfléchi – particulièrement lorsque j'étais dans l'unité de soins palliatifs et que je parvenais à sentir l'énergie d'un patient en train de mourir quitter son corps par le chakra couronne –, mais je ne les avais pas intégrés dans ma pratique comme source de guérison. Bien que les chakras soient considérés comme un concept indien (« *chakra* » étant un terme sanscrit) et en corrélation avec l'acupuncture, puisqu'ils sont situés sur des points d'acupuncture importants en profondeur dans le corps, Carla les avait pris comme puissants centres énergétiques et intégrés à son travail. En général, s'appuyant sur les bases de son héritage culturel, Carla se sert des divers pans de sa formation éclectique pour créer un protocole très personnel.

« Quand je soigne certaines personnes, je ressens quelque chose de plus physique. C'est plus profond et dans les limites de leur corps. Mais, avec d'autres personnes, je ressens des choses situées en dehors du corps, mais à l'intérieur de leur champ énergétique, m'a dit Carla ce jour-là. Dans les deux cas, je ressens leurs chakras. Les chakras sont à la frontière entre le physique et le non-physique. » Carla était capable de percevoir non seulement ces centres énergétiques tourbillonnants, mais également tout le champ énergétique entourant le corps, parfois appelé « aura » (et également désigné sous le terme « effet corona » par Kirlian, le photographe du chapitre 2). Les chakras et le champ énergétique du corps œuvrent de concert comme système intégré – les chakras étant les points au niveau desquels des informations entrent et sortent du corps.

Il existe sept chakras principaux ou « roues » (en sanscrit). On estime que chaque chakra joue un rôle spécifique dans le maintien de l'équilibre d'une personne. Le rôle du premier chakra, par exemple, le chakra racine (Muladhara), est d'aider la personne à survivre au quotidien. Carla dit que c'est le sentiment d'« appartenance à ce monde ; la question très élémentaire : "Ai-je le droit d'être ici ?" »

Important

Tous les chakras sont expliqués à la fin de ce chapitre, dans la méditation détaillée.

« Personnellement, j'effectue pratiquement sur les gens une sorte de bilan, m'a expliqué Carla. Je procède chakra par chakra et projette de l'énergie à partir de ma main sur la face avant [du corps de la personne] et je ressens la façon dont elle ressort à l'arrière. Si le chakra est sain, avec une taille appropriée, le mouvement est aisé, je sens l'énergie projetée par l'avant ressortir à l'arrière. Mais s'il y a un problème, cette énergie peut être faible ou se déplacer lentement, à la manière d'un pouls. Parfois, quand quelqu'un est très bloqué, c'est comme si l'énergie projetée par l'avant disparaissait dans le néant. » Il est également possible d'avoir trop d'activité – « l'équivalent d'un pouls erratique ». Selon Carla, ces personnes diffusent de l'énergie, et il leur faut en reprendre le contrôle. Elle m'a appris à ressentir les chakras. Chacun d'eux est en forme de cône et positionné avec la pointe vers la face avant du corps, s'élargissant donc vers l'arrière. Si la personne est en bonne santé, le chakra tourne.

Carla m'a également dit atteindre un état méditatif presque hypnotique au cours de ses séances les plus intenses, sortant vers d'autres univers, jusqu'à se retrouver dans un endroit vierge de toute dimension temporelle et spatiale. « Si je le souhaitais, je pourrais toucher immédiatement quelqu'un dans le champ énergétique de ma famille, au Pérou, m'a-t-elle dit. C'est presque comme une autoroute – il y a des files, ou fréquences, qui s'entrecroisent en permanence. Plus tu y restes longtemps, plus cette dimension s'ouvre à toi. »

Carla affiche une nonchalance charmante et possède une fiabilité que j'aimerais pouvoir retranscrire de manière plus viscérale. Certaines de ces idées sont difficiles à cerner, car elles sont trop éloignées de nos considérations quotidiennes. Avec sa façon de communiquer, sans aucune timidité et avec une intelligence avant-gardiste, vous ne pouvez que vous retrouver en osmose avec Carla. Elle m'a expliqué qu'atteindre l'univers dont elle parlait – dénué de temps et d'espace – revient un peu à avoir un aperçu de l'éveil ou du Tao. « Nous voyons dans l'éveil une chose demandant beaucoup d'efforts, mais chaque tradition vous dira qu'il est en toi, m'a-t-elle rappelé. Ils n'exagèrent pas. Et ils ne disent pas : “C'est en vous tout au fond d'une caverne sombre que vous ne trouverez jamais.” Il n'est pas hors de portée… mais, chaque fois, je ne parviens à rester dans cet état que pendant quelques minutes. Mais, pendant ces quelques minutes, je n'aspire à rien. C'est comme un contentement physique et émotionnel, ce qui permet de prendre la vie avec légèreté, car tu es sûre à 100 % qu'il existe une source calme parallèlement à notre vie quotidienne. Ce n'est qu'une question de volonté de changer de point de vue. Dans cet état, je suis présente dans les espaces situés entre nos cellules. C'est une hyperconscience de mon statut d'observatrice de la vie, et, dans cet état, tu te retrouves libérée du poids des efforts à fournir. Pendant une séance de soins, je m'efforce de me retrouver dans cet état à un moment donné. »

J'ai pensé à Kiran Trace – qui perdait très soudainement son identité et se mettait à « voir là où l'absence de forme, ou espace, s'encode pour apparaître » – et à Bill Bengston, qui avait décrit se sentir « envahi d'un sentiment de paix et de bien-être. Mon esprit s'était vidé de toute pensée* » lorsqu'il soignait les souris de laboratoire. Je me suis demandé : tous ceux d'entre nous qui essayaient de relater ces expériences parvenaient-ils à la même conclusion – ou au même univers – et cherchaient-ils simplement la bonne manière de le décrire ?

Après cette leçon – et un peu plus de cajolerie de la part de Carla –, j'ai commencé à pratiquer les soins énergétiques plus ouvertement avec certains patients qui venaient me voir depuis longtemps pour des séances d'acupuncture. Je leur ai expliqué que l'acupuncture est une forme de médecine énergétique et leur ai demandé si cela les dérangerait que je mette l'accent lors de nos séances sur les soins énergétiques. C'était pour moi un virage majeur – annoncer que je souhaitais intégrer ceci à mon protocole de soins – et utile. À mesure que je m'y suis habituée et que la gêne a diminué, j'ai pu l'exploiter en contrôlant mieux les choses.

Et j'ai énormément appris. J'ai notamment découvert que si je m'attachais à ouvrir mon chakra couronne, comme je l'avais fait avec Carla, et que je laissais l'énergie m'envahir, je ressentais les mêmes picotements (le long de ma colonne tout en ayant le dos

---

* voir le chapitre 4.

bien droit) que ceux ressentis avec Andrew. Et, désormais, ma main droite se levait instinctivement tandis que ma main gauche, dont la paume était tournée vers le corps de mes patients, devenait plus chaude. J'étais contente que la plupart de mes patients s'endorment ou ferment au moins les yeux pendant que je les traitais, car j'étais encore un peu gênée de me libérer ainsi. Mais l'un de mes patients, resté éveillé et ayant observé tout le rituel, m'a dit que je ressemblais à un hiéroglyphe égyptien. Mais qu'ils me perçoivent comme étant en mode hiéroglyphe égyptien ou non, la plupart se montraient enthousiastes vis-à-vis de ces traitements : ils ne guérissaient pas uniquement physiquement, mais en ressortaient avec le sentiment d'être émotionnellement équilibrés.

Le travail énergétique, en plus de l'acupuncture, semblait accélérer la guérison. Il paraissait particulièrement bénéfique pour éclaircir des cas chroniques complexes, comme si les informations qui parvenaient par mon intermédiaire permettaient au corps de se réorganiser. Des patients m'ont également dit se sentir moins déprimés ou anxieux et mieux dormir. Quand j'ai commencé à présenter mon travail énergétique, un patient qui me consultait comme acupunctrice depuis des années avait ri, au départ, face au virage étrange que j'avais pris. Mais il avait plutôt toujours été en assez bonne santé, me consultant pour de l'entretien ou des « ajustements » plus qu'autre chose – enfin, jusqu'à ce qu'il se casse les deux jambes au ski. Lorsque je m'en suis occupée après son accident, j'ai passé mes mains au-dessus des fractures, et ses jambes se sont littéralement mises à trembler et ses orteils se sont pliés dans un réflexe. Nous avons tous deux été un peu décontenancés par la puissance de la connexion – apparemment je réagissais plus vigoureusement en raison du besoin important qu'il éprouvait. Par la suite, il disait que j'étais sa « thérapeute énergéticienne », d'un air presque sérieux.

Avec l'acupuncture, j'avais le sentiment de jouer sur le champ énergétique personnel des patients, tandis que lorsque je renonçais aux aiguilles, c'était comme si je dirigeais l'énergie à partir du champ général, du Tao ou de la source, vers le patient. Les deux techniques étaient efficaces – et donc satisfaisantes à mes yeux de praticienne –, mais j'avais vraiment le sentiment de mettre le pied dans une arène plus grande quand je m'adonnais aux soins énergétiques avec mes seules mains. Lorsque j'ai commencé à approfondir ma pratique, j'ai moi aussi vécu des moments où j'étais capable d'observer mon corps physique de l'extérieur, avec ma conscience réellement séparée. Dans ces moments-là, je me sentais connectée à une vaste source d'intelligence. Je la sentais me parcourir et me connecter à un univers avec lequel j'avais vraiment le sentiment de ne faire qu'un. Je comprenais alors avec une profondeur et une certitude sans précédent que mon corps, expression temporaire de la présence physique, était également un moyen utilisé par la source pour se faire connaître.

À peu près au moment où ce changement se produisait dans ma pratique énergétique, une jeune Londonienne m'a appelée, se présentant comme l'assistante d'un prince du Moyen-Orient, que je vais ensuite appeler simplement « le prince ». Ce prince avait entendu parler d'une femme, à New York, qui avait des « mains magnétiques ». Il a alors demandé à son assistante de la trouver. Je n'étais même pas certaine d'être la personne qu'il recherchait, mais après recommandation de la part du massothérapeute du prince (que j'avais croisé professionnellement auparavant), sa quête l'avait menée jusqu'à moi. La jeune femme m'a demandé si je souhaitais venir travailler avec le prince pendant trois semaines sur son yacht cet été-là. Elle a ajouté que le prince n'aimait pas les aiguilles et qu'il ne voulait donc pas d'acupuncture. Il souhaitait un praticien en énergétique.

Au cours des semaines précédant mon départ, le programme n'a pas arrêté de bouger, à mesure que le yacht progressait sur la Méditerranée. Au départ, je devais les rejoindre à Santorin, puis en Sardaigne, et finalement à Athènes. On m'a envoyé un billet d'avion et demandé de me rendre dans un hôtel bien précis dans l'attente d'autres instructions. Une fois sur place, on m'a informée qu'une voiture viendrait me chercher le matin pour me conduire jusqu'à la côte, où une embarcation m'acheminerait alors jusqu'au yacht. Je commençais à avoir le sentiment d'être figurante sur *Ocean's Eleven*.

J'ai fini par arriver sur le superyacht – qui avait la taille d'un navire de croisière. Portant ma valise d'une main et mon matériel d'acupuncture de l'autre (au cas où mes soins énergétiques ne fonctionneraient pas), j'avais du mal à croire que ce yacht était réservé à une seule personne. Je me suis installée dans ma cabine, dotée d'une salle de bains privative et avec un hublot offrant une vue superbe sur le littoral grec. Ce soir-là, j'ai rencontré brièvement le prince – nous avons eu un échange très poli, même si je n'ai pas dit grand-chose (comme son équipe me l'avait conseillé plus tôt dans l'après-midi). La solennité du moment était telle que j'ai dû lutter contre l'envie instinctive de faire la révérence. C'était surréaliste, pour des raisons évidentes, mais également parce que j'étais habituée à établir un rapport avec mes patients. Mais, avec le prince, il y avait une certaine distance, que le protocole ne semblait jamais permettre de rompre.

Le lendemain matin, le capitaine du navire, un compatriote britannique, est venu me dire : « Dr Jill, Son Altesse nous a demandé de jeter l'ancre en face de Delphes cet après-midi afin que vous y puisiez tous les deux de l'énergie pendant la séance. » C'était de loin l'une des conversations les plus étranges entre deux Britanniques sans qu'aucun des deux esquisse un sourire – mais nous avons poursuivi : « Il souhaiterait que vous preniez place sur le pont deux heures avant la séance afin de vous préparer en faisant de la méditation, a poursuivi le capitaine. Nous allons aménager un espace pour vous sur le pont supérieur privé de Son Altesse. » J'ai accepté, puis je suis retournée dans ma cabine afin d'effectuer une recherche Google sur « Delphes ».

La requête Internet lancée depuis les entrailles du navire m'a permis de découvrir que Delphes était considérée comme le centre, ou « nombril », de la Terre par les Grecs du temps de l'Antiquité. Elle était connue pour son oracle, la plus grande prêtresse du temple d'Apollon, parfois désignée du nom de la Pythie, que l'on consultait pour des décisions importantes dans tout l'univers classique. La légende dit que lorsque Apollon a tué un python, ce dernier est tombé dans une fissure du sol et que des fumées se sont échappées de son corps en décomposition. L'oracle, perchée au-dessus de la fissure, s'est retrouvée intoxiquée par les vapeurs et a sombré dans une sorte de transe. Apollon s'est alors emparé de son âme et, dans cet état, l'oracle a prophétisé.

Je me suis rendue sur le pont supérieur pour méditer, recherchant ma Pythie intérieure et me sentant vraiment intimidée. Mais en effectuant les exercices appris auprès de Carla, qui consistaient à m'ancrer et à me laisser envahir par ma propre lumière de guérison, j'ai commencé à me détendre. Au bout d'un moment, j'ai ressenti une énergie vrombissante, cette effervescence agréable que je m'étais habituée à éprouver avant de prodiguer des soins. J'étais transportée de joie et soulagée d'être traversée par l'énergie ressentie dans mon cabinet et d'avoir quelque chose de concret à offrir au prince. Tout a pris une dimension onirique. Son Altesse est arrivée à l'heure convenue, m'a remerciée par avance et a pris place sur la table de massage installée près de la piscine. Je l'ai ancré et rempli de sa propre lumière avant de contrôler et d'ouvrir ses chakras. Le prince s'est endormi. J'ai poursuivi mon protocole et laissé mon corps servir de vecteur. Au fur et à mesure, je sentais le mouvement de ses chakras et j'ai constaté que je parvenais à repérer des zones de blocage qui se matérialisaient par des endroits opaques au-dessus de son corps – avec la sensation qu'il existait un fardeau autour de ses épaules – et j'ai essayé de pousser cette énergie pour qu'elle entre dans la corde que je lui avais demandé de visualiser. À la fin de notre séance, le prince s'est réveillé en remarquant qu'il se sentait plus léger, puis il est allé faire du Jet-Ski.

Les conditions de mon séjour sur le yacht – je devais passer la journée à me préparer à traiter le prince en méditant, en faisant du yoga et en mangeant sainement – auraient été idéales à n'importe quel stade de mon existence, mais à cette époque, cela m'a aidée à renforcer ma confiance et à accélérer l'acquisition de mes compétences de thérapeute. Et en consacrant tant de temps à l'exercice de ma discipline, certaines choses puissantes se sont produites. Un jour, par exemple, alors que je travaillais avec le prince et que j'étais dans cet état de rêve qui était régulièrement le mien, j'ai vu soudain une main – pas la mienne – lui caresser la tête. C'était une image d'une netteté incroyable : la main élégante mais désincarnée d'une femme. Après cette séance, le prince a fait le commentaire suivant : « Vous avez un don incroyable. Vous avez la chance d'avoir ce talent. » Le sens des convenances en vigueur sur ce yacht m'a empêchée de lui poser une question, mais je me demande encore à quoi il pouvait bien penser ou rêver pendant cette séance.

Je suis rentrée chez moi absolument convaincue de ma capacité à soigner en exploitant l'énergie. Et, en même temps, je savais que je ne renoncerais jamais aux aiguilles. C'était inutile : les deux pratiques étaient compatibles. Mais vu ma nouvelle conviction vis-à-vis de mes capacités, j'ai décidé de me concentrer sur mon exploration chamanique.

Je me souviens d'un pèlerinage chez une femme que j'appellerai Maîtresse Yang, une praticienne de Qi Gong dont un collègue m'avait parlé. Elle se prétendait capable de faire apparaître des plantes dans ses mains. Le Qi Gong est un système holistique s'appuyant sur le mouvement, la respiration, la méditation et les plantes afin d'entretenir la santé et la spiritualité. Elle a pour origine la médecine, la philosophie et les arts martiaux chinois. Un peu comme l'acupuncture, son but est d'équilibrer le *qi* dans le corps. À mes yeux, ses éléments les plus importants sont la culture de soi et la discipline. Les praticiens apprennent à contrôler leur *qi* afin de l'orienter dans le corps des patients. La véritable pratique du Qi Gong est cependant assez vaste, de ceux qui s'appuient sur des mouvements de type tai-chi à un rituel comme celui de Maîtresse Yang, qui a une dimension chamanique.

Malgré le titre impressionnant de « Maîtresse », j'ai eu l'agréable surprise de tomber sur une grand-mère chinoise qui nous a instamment priés – mon mari, Noah, était venu avec moi – d'entrer dans sa maison et qui nous a préparé des boulettes. Après avoir bavardé et mangé, elle a commencé le traitement en nous balayant simplement du regard. Nous étions assis face à elle et elle nous « étudiait avec sa conscience », portant son regard partout sur notre corps. À la fin de l'examen visuel de mon corps, elle a signalé une stagnation dans mon utérus. On venait d'y trouver des polypes. C'était donc impressionnant. (Même si ce n'était pas non plus surprenant pour une femme de plus de 50 ans en périménopause comme moi.) Elle a ensuite exécuté un rituel à base de mouvements des mains et placé la paume de sa main droite devant moi. Sur cette paume figurait un petit tas de poudre dont on avait le sentiment qu'il avait surgi de sa main. Je l'avais observée très attentivement, mais n'en demeurais pas moins perplexe. Après m'avoir donné la poudre et dit d'ajouter de l'eau, puis de la boire, elle s'est tournée vers Noah et a dit qu'il avait besoin de quelque chose pour ressentir plus d'amour. (C'était une première – ce n'est pas un problème dont j'avais conscience chez lui –, mais il était de cet avis.) Elle a tapoté simultanément avec son pouce et son index – une fois, deux fois, une petite bosse est apparue sur son pouce, puis trois fois, après quoi une pilule est apparue entre les deux doigts. Ça m'a ébranlée. J'étais à quelques centimètres des mains de Maîtresse Yang, et pourtant, je pouvais seulement en conclure qu'elle faisait apparaître ces choses. Sa fille m'a dit que Maîtresse Yang ne sait jamais quelle forme vont prendre les plantes. Il lui arrive de créer des liquides, et tout le monde doit alors aller chercher précipitamment une tasse.

J'étais tellement chamboulée que j'ai appelé Bill Bengston depuis ma chambre d'hôtel. Je lui ai dit en haletant : « Je viens de voir une praticienne de Qi Gong dans le comté d'Orange, en Californie, qui a fait apparaître par magie de la poudre et des pilules dans ses mains. »

« Le terme correct, a-t-il répondu, est la "matérialisation".

– Attendez, vous connaissez ça ? C'est incroyable, non ?

– Oh, bien sûr, des anthropologues étudient ce phénomène, a-t-il dit avec désinvolture. Mais je pensais que ça se pratiquait uniquement à l'étranger – vous dites que vous avez vu quelqu'un faire ça en Californie ? Vous pouvez rapporter la poudre pour qu'on l'analyse au labo ?

– Je l'ai bue », ai-je répondu – soudain parfaitement consciente de l'imprudence dont j'avais fait preuve.

Je n'ai jamais su le fin mot de l'histoire concernant ce qui s'était passé ce jour-là avec Maîtresse Yang et son médicament spontané. Je ne pouvais m'empêcher de penser que j'avais assisté à quelque chose d'incroyablement magique – ce qui ne m'avait pas permis de vivre pleinement l'expérience. Mais c'était presque un soulagement d'éprouver un certain doute. C'était le principal moteur de mes recherches, la raison précise pour laquelle j'écrivais ce livre, et je ne souhaitais pas la perdre de vue.

Mais j'ai par la suite découvert des recherches scientifiques sur l'efficacité du Qi Gong, même si rien n'expliquait le superpouvoir consistant à faire apparaître des plantes ou un médicament. Je restais néanmoins curieuse et analysai une étude sur les praticiens de Qi Gong menée au Japon en 1992. Les chercheurs ont découvert, grâce à un magnétomètre, que les champs électromagnétiques entourant la tête, le corps et les mains de ces praticiens pendant les méditations respiratoires étaient extraordinairement grands – environ mille fois plus que les plus puissants des champs électromagnétiques, à savoir ceux qui entouraient le cœur humain. C'est encore plus fascinant dans le cadre des travaux de feu le Dr Andrew L. Bassett, professeur de chirurgie orthopédique au

College of Physicians and Surgeons de l'université de Columbia. Face au scepticisme marqué de leurs pairs, lui et ses collègues ont démontré que les champs électromagnétiques pulsés pouvaient servir à soigner des membres fracturés. À la base se trouvait la découverte de la possibilité de contrôler des fonctions cellulaires à l'aide de champs électromagnétiques externes. (Au moment du décès de Bassett, en 1994, selon l'université de Columbia, sa technique électromagnétique avait été utilisée avec succès sur plus de 100 000 patients dans tous les États-Unis pour soigner des fractures qui auraient dû nécessiter une opération.) Dans son ouvrage intitulé *Médecine énergétique : les bases scientifiques**, le Dr James Oschman, biologiste et biophysicien, lance l'hypothèse selon laquelle les praticiens de Qi Gong émettent de puissants champs biomagnétiques pulsés dans la même fourchette de fréquences que celle identifiée lors du déclenchement du processus de guérison de tissus mous et durs endommagés.

Dans son livre, Oschman se penche également plus généralement sur la recherche portant sur les thérapies sans imposition des mains – qui englobent principalement le Qi Gong, le Reiki et le toucher thérapeutique (TT). Il cite les travaux du Dr John Zimmerman**, qui a mesuré les fréquences des champs magnétiques des praticiens de Reiki et d'autres thérapeutes énergétiques pendant une séance, et a découvert qu'ils émettaient tous des ondes d'extrêmement basses fréquences (EBF) avec leurs mains,

---

* Oschman, James, L., *Médecine énergétique : les bases scientifiques*, traduit par Pierre Tricot, Sully, Vannes, 2016.

** Doran, Bernadette, BS, RMT, « The Science Behind Reiki », https://www.equilibrium-e3.com/images/PDF/Science%20Behind%20Reiki.pdf.

qui correspondent à la fréquence électromagnétique optimale identifiée par les chercheurs en médecine pour stimuler la réparation tissulaire. Le Dr Oschman en conclut, qu'en essence, les champs électromagnétiques produits par les mains des praticiens peuvent induire un flux de courant dans les tissus et les cellules des individus situés très près. Lorsque j'ai lu ces études, cela m'a rappelé un patient traité peu de temps auparavant : l'homme qui s'était brisé les deux jambes au ski. Il avait tellement senti l'énergie sortir de mes mains que ses jambes avaient tremblé et, selon ses médecins, son rétablissement a été d'une rapidité inhabituelle. Les travaux de Zimmerman ont montré que j'avais peut-être émis par inadvertance une fréquence semblable à celles utilisées dans les services orthopédiques pour accélérer la consolidation des os.

Peut-être que cette explication – comme pour la théorie selon laquelle l'acupuncture influe sur les tissus conjonctifs, entraînant des modifications chimiques au niveau cellulaire – est la piste scientifique la plus recherchée pour faire la lumière sur ce processus. Demeure malgré tout une dimension mystérieuse qui n'est pas sans rappeler l'élément indicible du processus ayant permis aux souris de Bengston de guérir d'une injection de cancer, les clients de Carla réagissant à ses flots de lumière ou la disparition d'une grosseur dans le sein d'une femme soignée par Hiroyuki Abe, moine et thérapeute énergéticien japonais.

C'est le Dr Erik Peper, que j'avais rencontré par l'entremise du Dr Leah Lagos, qui m'a présenté les travaux de Hiroyuki Abe. Peper, professeur à l'Institute for Holistic Health Studies de l'université d'État de San Francisco, avait demandé à Abe, en 2007, d'intervenir à son cours Holistic Health Western Perspectives. Après son intervention, au cours de laquelle Abe a décrit sa méthode, il a proposé de prendre en charge des étudiants. Les réactions de ces derniers – ils étaient étonnés des améliorations ressenties presque immédiatement – ont incité Peper à étudier officiellement le processus de soins d'Abe. Lors d'une étude complémentaire, Peper a découvert qu'après une séance, 65 % des trente étudiants ont signalé une diminution de leurs symptômes*. Trois mois plus tard, ces étudiants ont dit toujours ressentir des bienfaits considérables du traitement reçu. Et, lorsque les étudiants bénéficiaient de plusieurs séances, les résultats étaient bien plus flagrants.

Peper, ayant lui aussi bénéficié d'une séance avec Abe, a constaté que le problème d'amplitude de mouvement de son genou – à cause d'un arrachement du ménisque médial remontant à neuf mois – a été réglé en une seule séance. Cette séance remonte à onze ans. Peper et Abe sont depuis restés en contact, surtout pour soigner l'enfant d'un des collègues de Peper. En 2013, Peper a demandé à Abe de se rapprocher de Yuval Oded, psychologue israélien dont le fils avait une malformation congénitale rare appelée « corectopie », se traduisant par un déplacement de la pupille. Cette affection peut entraîner une grande myopie, mais le fils de Yuval avait pour sa part perdu son œil gauche. À l'âge de 10 mois, il avait été opéré en vain par un certain nombre de grands chirurgiens ophtalmologues. Malgré leurs doutes sur les soins énergétiques, Yuval et sa femme ont décidé d'essayer le traitement d'Abe. Après une séance via Skype, au cours de laquelle Abe a repéré que la femme de Yuval souffrait d'une affection mineure sans que le couple en ait parlé, ils se sont rendus au Japon pour le rencontrer. « Abe n'a

---

* Sauf mention contraire, les propos d'Erik Peper cités dans cet ouvrage sont extraits d'une conversation d'Erik Peper avec l'auteure en janvier 2018.

pas touché notre fils, se souvient Yuval, mais a essentiellement bougé ses mains à quelques centimètres de son corps, avec une concentration extrême et en claquant des doigts. » La famille lui a ensuite rendu visite à six reprises au cours de leur séjour de dix jours. Après la dernière séance, ils ont emmené leur fils dehors et il a soudain semblé « étourdi et aveuglé par le soleil ». Il avait recouvré la vue. Yuval, dont le fils désormais âgé de 4 ans voit merveilleusement bien des deux yeux, demeure, comme il me l'a dit d'un ton enjoué, « stupéfait et très très reconnaissant » du travail d'Abe. « Maintenant, nous savons, a-t-il dit, que les pouvoirs de guérison dépassent notre compréhension. »

Quand Noah et moi sommes arrivés à l'aéroport d'Osaka, Abe était là pour nous accueillir, accompagné d'un interprète. (Il ne parle pas anglais et, comme je l'ai appris, il tient à ce que ses propos soient méticuleusement traduits. En fait, lorsqu'il doit faire passer des idées très fines ou qu'il est observé en train de travailler, Abe sollicite un second interprète de Tokyo.) Abe est grand, avec un visage respirant la gentillesse, et se montre très bienveillant. Il a immédiatement demandé que nous passions d'abord du temps ensemble, pour que nous apprenions à nous connaître et que je puisse l'observer exercer, avant que je ne me mette à l'interroger sur son travail. Il nous a ensuite embarqués dans son sillage en direction d'un restaurant, nous a fait faire le tour de la ville, puis a pris place avec nous à bord du train à grande vitesse à destination de Kyoto. Malgré l'entremise de l'interprète, sa chaleur transparaissait dans ses propos. Abe est exubérant, bavard et marrant. Il est très libre vis-à-vis de ses défauts – il boit et fume sans se restreindre. En bref, il était d'une excellente compagnie. Après avoir fait amplement connaissance, il m'a autorisée à l'observer à l'œuvre pendant deux jours dans une clinique dirigée par l'un de ses étudiants, dans la banlieue de Kobe. (Abe se rend de temps en temps dans cet établissement pour traiter des patients que cet étudiant, qui est praticien, ou son équipe d'acupuncteurs ont du mal à soigner.) Cela a été un échange virevoltant et, fidèle à sa parole, nous n'avons abordé la nature de son travail qu'une fois la séance terminée.

Une fois enfin assis pour parler de ses soins, j'avais au moins glané quelques informations sur son parcours grâce à nos précédentes sorties. Abe a grandi dans une ville située à l'ouest de Tokyo, au sein d'une famille très unie, avec son père, sa mère et sa sœur aînée. Il a perdu son père quand il avait 6 ans. Juste après, on a diagnostiqué un cancer du cerveau à sa mère. Une religieuse du quartier formée aux soins s'est mise à rendre visite à sa mère. Selon Abe, elle a inscrit des sutras sur un papier qu'elle a ensuite demandé à sa mère d'avaler. Petit garçon à l'époque, il se souvient d'avoir regardé sa mère avaler littéralement les leçons de bouddhisme dispensées par la religieuse comme s'il s'agissait d'un médicament. Et, à sa grande surprise, l'état de sa mère s'est progressivement amélioré sur une période de quatre ans. Elle n'avait pas de traitement conventionnel, mais seulement des médicaments à base de plantes, qu'elle buvait sous forme de thé, ainsi que de petites boulettes de papier. Cela a fait forte impression sur Abe. Il a développé une spiritualité et une croyance forte dans le pouvoir de la prière car, étant petit, il avait prié pour la survie de sa mère.

Il n'est pas allé à l'université, mais dans une école technique pendant deux ans, puis a travaillé dans le secteur de la construction quand il avait une vingtaine d'années. Sa foi religieuse n'a jamais faibli, mais il avait le sentiment de ne pas avoir donné un sens à sa vie. Il s'est marié jeune et, à l'approche de la trentaine, son couple a commencé à battre de l'aile. Le jour de son trentième anniversaire, il est allé rendre visite à sa mère pour lui annoncer la triste nouvelle de sa séparation. Alors qu'ils buvaient le thé ensemble, il a soudain vu une déesse apparaître, avec un joli visage et une robe classique de religieuse. Il a regardé sa mère pour voir si elle réagissait, mais visiblement, elle ne voyait pas cette déesse. En fin de compte, il a décidé de ne pas parler de cette apparition à sa mère, m'a-t-il dit en riant, parce qu'il « ne tenait pas à lui apprendre une autre nouvelle étrange après l'annonce de [son] divorce ».

Abe a appris qu'il s'agissait de la déesse shintoïste de la miséricorde. Depuis, elle est à ses côtés. Le shintoïsme est, en compagnie du bouddhisme, la religion traditionnelle du Japon, bien que « shintoïste » ait différentes significations pour les Japonais. Certains fréquentent des lieux shintoïstes sans être très pratiquants. Mais la plupart croient dans le kami, qui englobe les esprits sacrés prenant la forme de choses – le vent, les montagnes, les arbres et les rivières – et les concepts, comme la fertilité ou la capacité d'émerveillement. Mais le kami désigne également les nombreux dieux – qui sont plus de 800 000 – que les shintoïstes vénèrent. Dans ce contexte, il est moins singulier qu'une déesse soit apparue à Abe et restée à ses côtés dans son existence, pour lui parler et le guider.

Peper offre une autre idée de l'influence de la religion et des systèmes de croyances sur la façon dont les praticiens construisent leur pratique. « Les praticiens canalisent… puis adaptent le pouvoir de guérir à leurs propres croyances culturelles, dit-il. Ainsi, si vous êtes chrétien, il peut s'agir de Marie. Abe voit une déesse.

Le processus demeure le même, mais l'expression est conditionnée par votre biais culturel. » Peper laisse entendre que ce biais culturel s'étend également à la cérémonie de guérison. « Si vous parlez avec des guérisseurs amérindiens, ils passent des journées à jeûner, saluer et… fumer, entre autres, mais ce sont simplement des rituels destinés à se sentir centrés et ouverts. »

C'est la déesse qui a dirigé Abe vers les soins. La première fois qu'il a guéri quelqu'un – une nageuse souffrant d'arthrite au dos et dans les articulations –, c'est sur les instructions de la déesse. Elle lui a dit quoi faire – et notamment les mouvements précis des mains qu'il effectue aujourd'hui encore, mélange de claquements et de tapotements – et la femme a en effet senti que sa douleur se dissipait. « Êtes-vous sûre ? » lui a demandé Abe à plusieurs reprises pendant le traitement. Lorsqu'il m'en a parlé, j'ai repensé à mes premiers jours dans mon cabinet et à mon incrédulité lorsque mes patients effectuaient des progrès tangibles. Ce sentiment avait marqué le début du périple m'ayant amenée à Kobe, en train d'échanger avec cet homme, aujourd'hui thérapeute suffisamment chevronné pour avoir une confiance tranquille en ses capacités.

Au fil du temps, il a appris à développer et à exploiter ses capacités. Il s'est mis à avoir des visions pendant les séances, comme s'il pouvait voir à l'intérieur du corps de ses patients. Les muscles luisaient en rouge, les os étaient d'un blanc brillant. Mais il souhaitait fournir des explications plus convaincantes à ses patients, qui étaient de plus en plus nombreux grâce au bouche-à-oreille. Il s'est donc mis à étudier l'anatomie, la physiologie et la pathologie. Il s'est plongé dans des manuels de médecine. Pendant tout ce temps-là, la déesse l'a également aidé, lui donnant des idées et des orientations dans sa pratique, se disputant parfois avec lui. « Elle était autoritaire et de la vieille école », s'est plaint, amusé, Abe auprès de moi, relatant l'époque ayant suivi sa première apparition, lorsqu'ils étaient souvent en conflit.

Lorsqu'il s'est familiarisé avec les fonctions corporelles et le processus de guérison, il a commencé à prendre des élèves. En Asie, il est courant de voir les maîtres guérisseurs avec des apprentis, dans la mesure où, traditionnellement, les dons se transmettent par le biais de l'initiation. (L'enseignement du Reiki, discipline également japonaise, respecte un modèle similaire.) Il dit qu'il est capable d'offrir à ses élèves une sorte de démarrage accéléré – en procédant à une cérémonie d'ouverture des chakras intense qui lève certains obstacles à la canalisation –, puis c'est à eux d'entamer leur progression. Sa vision des soins est étonnamment didactique, en ce sens qu'il est persuadé que tout le monde peut apprendre et que c'est la pratique, et non l'intuition ou l'éveil, qui permet à un thérapeute de s'améliorer. Il pense également que tous ses élèves ont, comme lui, un guide, mais que tous ne sont pas capables de se connecter à lui aussi intensément qu'il le fait. Pendant mon séjour, j'ai rencontré trois de ses élèves. Tous m'ont parlé avec admiration et reconnaissance des leçons d'Abe.

L'un de ces élèves dirige la clinique en banlieue de Kobe dans laquelle je me suis rendue pour observer Abe à l'œuvre. Il a reçu un peu plus d'une douzaine de patients ce jour-là, dont plusieurs avaient déjà été pris en charge par lui. Tous se plaignaient de douleurs – fibromyalgie, douleurs lombaires, épaule engourdie – et, après qu'Abe a appliqué ses claquements et tapotements, identifié la douleur et dirigé son énergie, tous ont dit être considérablement soulagés de leur souffrance. Ce qui m'a fascinée, c'est qu'Abe traitait généralement les mêmes points et méridiens que moi – la seule différence étant qu'il tapotait au lieu d'utiliser des aiguilles.

Quand une femme d'une cinquantaine d'années est arrivée en se plaignant d'une capsulite rétractile de l'épaule, Abe a repéré qu'elle avait une scoliose. Il a mis sa paume de main sur son épaule et a tapoté de l'autre main les points d'acupuncture situés autour de son omoplate gauche. Lorsqu'il a senti son pouvoir diminuer au cours de la séance, il a prié son guide. Il a fini par me demander d'effectuer sur sa patiente une séance d'acupuncture, comme je le ferais pour une capsulite rétractile. Lorsque j'ai placé mes aiguilles sur la partie inférieure de sa jambe, Abe a mis sa main sur la mienne et a fait descendre l'énergie par mon doigt jusque dans l'aiguille. J'ai instantanément ressenti une douleur intense dans ma main et une vibration qui m'était inconnue.

Bien que cette expérience physique m'ait assurément confirmé qu'Abe avait des mains électriques, ce qui a renforcé son authenticité à mes yeux est le fait que la plupart de ses patients guérissaient au fil du temps et qu'il soignait des affections plutôt banales. Le déclic ne se produisait pas à chaque séance. C'était une relation thérapeutique – souvent, avec deux pas en avant et un pas en arrière –, donc plus subtile et concrète qu'un tour de force miraculeux. Abe affiche également une modestie terre à terre vis-à-vis de son travail. « Vous allez rencontrer de nombreux thérapeutes disant qu'ils ont un guide, m'a-t-il dit. Servez-vous de moi comme référence lorsque vous évaluez leurs compétences. Je suis au bas de l'échelle, alors s'ils ne sont pas capables d'atteindre mon niveau, c'est que ce sont probablement des imposteurs. »

Et pourtant, Peper a décrit Abe comme un praticien de haute volée, travaillant dans un état que bon nombre cherchent encore à atteindre. « Lorsqu'il est là, il est là. Peut-être qu'il boit et fume – j'aime l'appeler mon praticien nicotiné –, mais lorsqu'il se trouve avec la personne qu'il doit soigner, il est totalement concentré et calme. Vous vous sentez totalement accepté. Il n'existe aucune menace. Et, grâce à l'effet miroir, vous générez dans un certain sens également cet état de concentration. Vous diminuez votre anxiété, votre panique, toutes vos pensées. Et c'est à cet instant que se produit la guérison. »

Lors de notre dernière soirée, Abe nous a emmenés dîner dans un restaurant faisant du *shabu-shabu* – les éléments de la variante japonaise de cette fondue chinoise sont cuisinés dans des marmites en fonte à votre table –, en compagnie d'un groupe d'élèves. Nous nous sommes tous assis en tailleur sur des tatamis, serrés les uns contre les autres à une table minuscule, tout le monde jetant différents ingrédients dans la marmite installée au milieu. En plein dîner, alors que tout le monde buvait et riait, j'ai commencé à faire une crise de tachycardie, comme cela m'arrive parfois. (Avec mon affection cardiaque, le risque existe toujours, mais je crois que cette fois-ci, cette crise a été provoquée par la syntonisation effectuée par Abe avec moi plus tôt dans la journée, que je décris au chapitre 10.) À cette époque, ces épisodes étaient suffisamment rares pour que je n'aie pas sur moi de bêtabloquants. J'ai commencé à effectuer discrètement des manœuvres vagales – appuyer fermement et masser la carotide – afin d'essayer de faire baisser ma fréquence cardiaque. Ça n'a pas marché et je me suis mise à paniquer. Je m'imaginais transportée en urgence à l'hôpital, au Japon, où ils devraient arrêter mon cœur et le faire repartir avec de l'adénosine. Alors que mon cœur se mettait à battre plus vite et que mon cerveau était de plus en plus privé d'oxygène, j'étais sur le point de m'évanouir. Coincée entre les élèves d'Abe, qui jouaient des coudes pour jeter des légumes dans la marmite et remuer les ingrédients, j'étais très mal. J'ai regardé Noah et lui ai fait signe que ça n'allait pas. Abe a repéré notre échange. Il s'est penché vers Noah, s'entretenant avec lui à travers la table en murmurant. Puis il m'a regardée, a pointé deux doigts dans ma direction, puis les a secoués une fois, comme s'il tirait avec un pistolet dans la direction de mon cœur. Et ce dernier s'est instantanément remis à battre normalement.

Le lendemain, encore un peu ébranlée par l'incident spectaculaire de la veille au soir, j'ai dit au revoir à Abe, qui nous avait déposés à la gare de Kobe. Puis nous avons entamé notre périple vers Fukuoka, sur la côte nord de l'île de Kyushu. Je me sentais enrichie par les moments passés avec Abe – il m'avait beaucoup appris spirituellement et humainement. Alors que je lui tournais le dos – au sens propre du terme ; il était sur le quai, faisant un signe de la main jusqu'à la toute fin –, je me suis mise à penser à mon prochain rendez-vous. Une nouvelle fois sur les conseils et la mise en relation généreuse de Peper, j'allais rencontrer Maître Mitsumasa Kawakami, autre thérapeute très renommé, en partie grâce à sa fantastique maîtrise de soi, qui lui permettait notamment de s'embrocher la langue. Peper m'avait envoyé des photos et une brève vidéo de ce tour de force et, depuis, je me repassais ces images violentes dans ma tête. Pour être honnête, je ne connaissais pas encore très bien le lien avec les soins – en fait, cela paraissait même carrément contradictoire – mais, alors que le train nous emmenait à toute allure, je savais que je me dirigeais inexorablement vers la réponse.

SI VOUS SOUHAITEZ PRATIQUER

Une méditation des chakras

- Les expériences surnaturelles décrites à la fois par Carla et Abe sont le résultat d'une préparation spirituelle nécessitant beaucoup de discipline et de clarté. Leurs expériences reposent également sur leurs croyances. À l'instar d'Erik Peper, je pense que tous les thérapeutes canalisent la même source d'énergie, mais leur perception dépend de leur système de croyances. Malgré ces différences, la plupart des praticiens (y compris Carla et Abe) considèrent les chakras comme de puissants centres énergétiques. Cette méditation est destinée à vous familiariser avec les vôtres.
- Chaque chakra est associé à une couleur bien précise. La couleur est simplement une onde se déplaçant dans l'espace. Nos yeux enregistrent différentes couleurs en fonction de la longueur d'onde. Visualiser une couleur donnée peut inciter votre corps à simuler la longueur d'onde de cette couleur.
- Asseyez-vous dans le calme, le dos bien droit, et attachez-vous à respirer profondément par le ventre.
- Envoyez votre laser d'ancrage de la base de votre colonne vertébrale vers le sol, en profondeur.
- Visualisez le chakra couronne situé au sommet de votre tête. Imaginez une lumière violette vous traverser le sommet du crâne et se répandre dans votre corps. Le chakra couronne est associé à la foi, à la confiance, à l'inspiration et à notre connexion à la source. Lorsque ce chakra est

ouvert, votre tête vous paraît ouverte et légère, et vous éprouvez un sentiment de joie et de chaleur.

- Après avoir senti ce chakra s'ouvrir, prêtez attention au milieu de votre front en imaginant que cette zone est une lumière bleu indigo foncé. C'est le chakra du troisième œil. Ouvert, il nous offre clarté, sagesse, spiritualité et parfois clairvoyance.
- Une fois que vous avez très bien senti ce chakra, portez votre attention sur votre gorge et imaginez une lumière bleu clair traverser cette zone. Le chakra de la gorge concerne la confiance, la vérité et l'expression.
- Passez de la gorge à la zone entourant le cœur. Imaginez un faisceau vert entrer et sortir de votre poitrine. Le chakra du cœur est le centre de l'amour, de la connexion avec les autres, du pardon, de la compassion et de la générosité.
- Vient ensuite le chakra du plexus solaire, situé dans la partie supérieure de l'abdomen (à peu près à l'endroit qui est sensible lorsque vous avez le trac, ce qui est approprié puisque c'est le chakra lié à notre instinct et à nos émotions). Faites pénétrer mentalement une lumière jaune dans ce chakra, pour faire disparaître une douleur résiduelle.
- Le chakra sacré est au niveau de la partie inférieure de l'abdomen. Il réagit à une lumière orange. Visualisez donc cette couleur. Ce chakra est associé à notre sexualité et à notre créativité, ainsi qu'à notre identité dans le monde.

- Le dernier chakra est le chakra racine, situé à la base de la colonne vertébrale. Vous pouvez le renforcer en envoyant une lumière rouge dans cette zone. Chakra le plus près de la terre, il est associé à l'ancrage, à la résilience et à la survie physique.

7

LES MYSTIQUES SONT PARMI NOUS

Lorsque nous sommes arrivés au Kawakami Slow Yoga Studio de Fukuoka, une fête battait son plein. Maître Kawakami m'avait indiqué qu'il y aurait un petit rassemblement dans son studio pour fêter la future sortie de son seizième livre, exploration psychologique du jeune Bouddha – mais il avait omis de préciser que ce serait quelque chose de somptueux avec des chansons et des danses réalisées par Kawakami en personne, suivi d'un repas à cinq plats dans un restaurant italien du quartier. J'étais terriblement mal habillée et un peu fatiguée par le voyage, mais ravie de suivre le mouvement. J'ai donc rejoint la table – on avait eu la bonté de me placer à côté de l'invité d'honneur – et me suis installée.

Contrairement aux images assez saisissantes, qui m'avaient obsédée, de Kawakami avec la langue embrochée, j'ai rencontré avec un certain ravissement un être parmi les plus joyeux et naturels qu'il m'ait été donné de croiser. Il m'a pris la main en s'asseyant à côté de moi, vêtu d'un costume bleu marine à fines rayures très chic et d'une cravate violette, avec une pochette assortie, et m'a gratifiée d'un regard chaleureux. « Je sais à quel point votre mère vous a fait souffrir étant petite », m'a-t-il dit par l'entremise de l'interprète, avant d'ajouter être désolé qu'elle nous ait quittés. Comme il ne s'agissait pas de détails de mon existence qu'il aurait pu découvrir sur Internet, j'ai trouvé ses propos à la fois réconfortants et troublants. J'ai répondu en souriant et en hochant la tête, espérant secrètement découvrir par la suite comment il s'était procuré ces informations.

Kawakami m'a ensuite présentée à son équipe du centre de yoga, chaque membre ayant à la main un petit cadeau pour moi (et aussi pour Noah), parmi lesquels un sac à main qu'une femme avait tissé à partir du tissu du kimono de sa mère. (J'ai appris à maintes reprises pendant ce séjour que la culture japonaise est avant tout bienveillante. Nous nous inclinions souvent en signe de reconnaissance pour des cadeaux, des conseils utiles, des repas partagés et des idées soumises.) Plusieurs personnes se sont présentées comme des élèves de Kawakami. Lorsque j'ai demandé à ce dernier ce qu'elles apprenaient, il m'a expliqué qu'elles pratiquaient la « canalisation » en faveur des patients. Comme j'ai pu ensuite l'observer de mes yeux, cela signifiait qu'elles aidaient les patients en recevant des informations par le biais de l'écriture automatique. Ces informations étaient jugées vitales pour aider le thérapeute et le patient à comprendre le but de l'âme et les vies antérieures, ce qui éclairait leurs difficultés actuelles. Le concept de vie antérieure est un principe central du bouddhisme ainsi que de l'activité de Kawakami : il est persuadé que notre existence actuelle est inextricablement liée à des vies antérieures. « Une personne ne saurait connaître l'éveil si elle ne se débarrasse pas des traumatismes passés », m'a-t-il dit en expliquant que, pour dépasser véritablement notre condition, pour cerner toute notre place dans le monde – à savoir au-delà de notre conscience personnelle –, il faut faire table rase des expériences douloureuses de nos vies actuelle et antérieure qui nous handicapent. C'est une autre vision de la notion de stagnation de la médecine chinoise, de la « densité énergétique » de Kiran ou de la mémoire cellulaire (voir chapitre 3) sur laquelle les biologistes d'UCLA effectuent des recherches. Pour Kawakami, cet état est nécessaire aussi bien pour le patient que pour le thérapeute. Le patient doit lutter contre une vieille souffrance pour être en meilleure santé, et le praticien doit parvenir à atteindre le calme et l'altruisme nécessaires pour apporter son aide.

Dans la pratique de Kawakami, la canalisation de l'information provenant de l'énergie de la source – ou ce qu'il appelle une « lecture de l'âme » – est la première étape, très longue, du processus consistant à devenir praticien (nombre de ses élèves en sont toujours à ce stade vital au bout de vingt ans de formation ; il est difficile de franchir ce cap, car les soins demandent un niveau d'altruisme, ou d'absence d'ego, qui réclame dix ans de pratique selon Kawakami). En dehors du bilan des vies antérieures, aspirer à une santé physique et mentale optimale est également une dimension essentielle du programme holistique de Kawakami. À 79 ans, Kawakami s'astreint lui aussi à un régime alimentaire et à un programme d'exercice physique stricts. Il ne fume pas, boit un verre d'alcool par semaine, fait de la musculation, pratique le yoga et médite tous les jours. Sacré contraste avec Hiroyuki Abe, qui a bu et fumé sans se restreindre lorsque j'étais avec lui la semaine précédente ! Vers la fin de la soirée, une jeune femme élégante, coupe au carré au niveau des épaules, s'est présentée à moi. Elle m'a dit qu'elle était psychologue et qu'elle travaillait avec Kawakami et ses élèves. Cette femme avait pour mission, m'a dit Kawakami, d'aider ses patients à modifier des schémas mentaux malsains afin de mieux s'ouvrir et de répondre à ses soins. À la fin de ma première soirée, j'avais déjà recueilli des indices sur l'approche unique – tout à la fois mystique et disciplinée – de la méthode de soins de Kawakami.

Kawakami est né en 1938 à Nagasaki, ville qui, après des siècles d'isolement du Japon à cause de règles strictes en matière de commerce et de relations étrangères, était l'une des rares à communiquer avec le reste du monde. L'île de Dejima, située à proximité et dont le nom signifie littéralement « île extérieure », avait été le seul point d'où il était possible de commercer directement avec d'autres pays. Étant petit, alors qu'il habitait près de Dejima, Kawakami a rencontré diverses personnes aux parcours et traditions religieuses variés. Son père, capitaine dans la marine marchande, voyageait souvent. Kawakami dit que son père proposait aussi des idées et manières de percevoir le monde différentes. Alors que nous parlions, Kawakami a sorti de son portefeuille une photo de son père, qui n'est plus de ce monde : c'était la photo d'un bel homme, coiffé de sa casquette de capitaine et doté d'un visage marqué et sérieux. « Il n'était jamais en colère et ne m'a jamais grondé », a dit Kawakami avec reconnaissance.

Sa mère – dont, comme il l'a précisé, il ne garde pas la photo dans son portefeuille – était très stricte. Cependant, c'était également une bouddhiste pieuse et elle a permis à Kawakami de tirer des leçons spirituelles importantes. Dans le cadre de son enseignement religieux, elle lui a appris qu'il devait aider les autres et apporter sa contribution à la société. Lorsque, quand il était petit, il se demandait ce qu'il obtiendrait pour sa contribution, elle insistait sur l'importance de donner sans rien attendre en retour. (Cette leçon lui est revenue à l'esprit en 1945, quand, alors qu'il avait 6 ans, les États-Unis ont largué une bombe atomique sur Nagasaki. Heureusement, à l'époque, Kawakami et sa famille vivaient à Hirado, située à 75 km environ de Nagasaki, mais il se souvient d'avoir vu au loin « l'éclair et le champignon de la bombe ». Ensuite, la leçon de sa mère – donner aux autres sans retenue – s'est retrouvée bien plus ancrée dans son esprit.) Parfois, durant sa petite enfance, sa mère le baignait à l'extérieur dans une grande barrique, comme il est de coutume au Japon. Elle mettait une feuille dans l'eau légèrement hors de portée de son fils. Quand ce dernier luttait pour s'en emparer, souvent, la feuille coulait ou dérivait, mais lorsqu'il restait calmement assis, elle lui apprenait à déplacer doucement le courant afin que la feuille se dirige naturellement vers lui. « Quand on veut, on peut », disait-elle en expliquant que l'on y parvient souvent en préférant le calme à la lutte.

Mais elle a également transmis involontairement un message spirituel à son fils quand, un jour, en jouant, Kawakami a brisé la statue de Bouddha que sa mère aimait beaucoup. Elle était furieuse et l'a averti que ce geste et le mal ainsi fait à Bouddha auraient des conséquences désastreuses. Il a attendu, attendu. Au départ, il était terrifié, mais quand il s'est aperçu que rien n'allait se produire, qu'il n'y aurait aucune sanction surnaturelle, il s'est retrouvé libéré. Sa mère avait eu tort. À cet instant, il a cessé de croire aux superstitions accompagnant souvent les croyances religieuses.

Kawakami est une célébrité au Japon. Aujourd'hui, il est connu pour ses talents de thérapeute, mais il a occupé pour la première fois le devant de la scène en 1972, en décrochant le titre de M. Japon lors de la première compétition de culturisme organisée dans ce pays. Il a même participé au concours de M. Univers par la suite ! À l'époque, les salles de sport n'existaient pas au Japon. Fasciné par les culturistes américains, Kawakami s'entraînait avec des haltères et du matériel qu'il avait fabriqués lui-même, reproduisant ceux qu'il avait vus dans la revue *Strength and Health** dont il s'attachait à traduire les articles. Il m'a montré des photos d'un Kawakami jeune et incroyablement musclé qui tient Arnold Schwarzenegger par l'épaule.

Kawakami aimait tous les efforts qu'exigeait le culturisme et il en puisait beaucoup d'énergie. Mais, au bout d'un moment, il a senti qu'il était dans une impasse. Il souhaitait s'entraîner encore plus, gagner en concentration. À l'âge de 33 ans, il a participé à un concours international en Irak, où il a rencontré un culturiste indien nommé Monotosh Roy. Les deux hommes sont rapidement devenus amis. Au fil du temps, Roy est devenu le mentor de Kawakami, lui apprenant à aller au-delà de l'agressivité du culturisme et à privilégier le yoga, pratique pleine de discipline et plus méditative. Très vite, Kawakami a carrément abandonné le culturisme et s'est consacré à l'étude du yoga. Il était captivé par la ténacité des efforts, l'absorption mentale et physique totale nécessaire. Alors qu'il faisait auparavant preuve d'une violente détermination, il sentait désormais qu'il exerçait un contrôle plus régulier

---

* Cette publication a disparu en 1986, et il n'en existe malheureusement aucune version numérique.

sur son corps tout en approfondissant sa capacité à méditer. Ces deux qualités – contrôle du corps et quiétude mentale – allaient s'inscrire au cœur de la philosophie et de la pratique de Kawakami.

À partir du yoga, il a développé une méthode de respiration personnelle consistant à respirer à deux reprises par minute pendant une durée de vingt minutes. Cela ralentit sa fréquence cardiaque et inhibe ses réactions aux stimuli internes et externes. (Un jour, il a entrepris d'effectuer cet exercice dans un cabinet médical. Lorsque l'infirmière a essayé de prendre son pouls, elle n'a pas réussi à le trouver.) Kawakami est devenu tellement à l'aise avec ce type de respiration, tellement calme, qu'il a fini par la considérer comme un état d'éveil. « Je suis capable d'atteindre un état spirituel de calme parfait, m'a-t-il dit. Et je suis alors en mesure de contrôler mes cinq sens de manière à ne plus rien ressentir*. » En empruntant un chemin bien à lui, Kawakami génère une transcendance que d'autres, comme Kiran, Bill et Abe, ont également décrite : il ne ressent plus la séparation du moi, car il est parfaitement uni à la source.

C'est à ce stade de l'histoire que les broches dans la langue entrent en scène. Afin de mettre à l'épreuve sa capacité à développer sa conscience, Kawakami a commencé à se soumettre à de violents actes d'automutilation. Une fois dans un état méditatif profond, par exemple, il tenait sa langue d'une main et l'embrochait de l'autre – et il a découvert qu'il ne ressentait alors aucune douleur.

---

* Sauf mention contraire, les propos de Mitsumasa Kawakami cités dans cet ouvrage sont extraits d'une conversation de Mitsumasa Kawakami avec l'auteure en janvier 2018.

« La seule façon de savoir vraiment si vous contrôlez votre conscience est dans un certain sens de vous tester, a dit d'un ton songeur Peper, qui a observé à plusieurs reprises Kawakami dans son labo pendant qu'il s'exécutait. Lorsqu'il a constaté qu'il pouvait se transpercer le corps, il a su qu'il maîtrisait réellement cette habileté. Ce n'est pas très différent de l'époque où il est devenu M. Japon. Il est comme n'importe quel véritable sportif ou méditant, en ce sens qu'il a développé cette pratique au fil du temps et, résultat, il dispose désormais d'un degré de contrôle extraordinaire. » Outre l'étude de Kawakami réalisée par Peper – au cours de laquelle Kawakami passait un ECG et un EEG, les deux examens ayant montré que ce dernier n'avait presque aucune réaction physique lorsque sa langue était transpercée –, il a également été étudié par des chercheurs au Japon, qui lui ont brûlé les pieds avec des lasers médicaux (employés d'habitude pour brûler des tissus) alors qu'il était allongé, immobile, dans un appareil d'IRM. Ils ont également découvert que la douleur n'était pas consignée dans son cerveau. Mais en analysant après coup un échantillon sanguin de Kawakami, ils ont constaté une augmentation significative de son taux d'endorphines, ce qui laisse entendre que son corps avait réagi à la douleur en produisant ses propres analgésiques, même si son cerveau n'avait pas enregistré la *sensation* de douleur.

Bien que Kawakami ne puisse pas fournir d'explication à cet état modifié – cet acte est purement instinctif –, Peper estime que deux composantes contribuent à déchiffrer ce phénomène. « Il n'appréhende pas la douleur [lorsque la broche pénètre sa langue]… Quelque part au plus profond de son esprit, il se sent totalement en sécurité, suppose Peper. Et le second élément est qu'il se sert de la respiration comme d'un mécanisme pour ne pas ressentir la douleur, contrôler les choses et ne pas réagir. »

L'idée selon laquelle la respiration de Kawakami pourrait l'aider à bloquer sa douleur nous ramène en fait à la discussion du Dr Lagos sur la variabilité cardiaque, la mesure de la variation temporelle entre les battements. Comme décrit au chapitre 2, Lagos enseigne à ses patients des exercices de respiration dans l'optique de les aider « à contrôler leur physiologie et psychologie par le biais de leur rythme cardiaque ». En modifiant le système nerveux autonome – qui englobe les réactions sympathique (lutte ou fuite) et parasympathique (apaisement) – grâce à la respiration, les patients de Lagos sont capables de modifier leur réponse au stress. Kawakami, bien qu'il faille reconnaître que c'est un cas extrême, emploie essentiellement le même mécanisme. À l'inspiration, lorsque son système nerveux sympathique est activé, il ne fait plus aucun mouvement. Au milieu de l'expiration, quand l'activité du système nerveux parasympathique s'accroît ou, comme le décrit Peper, il se produit une « régénération », il se perce la langue avec la broche. Autrement dit, lors de la phase d'expiration, il ne ressent aucune blessure.

Attention !

N'essayez pas de reproduire ça chez vous ! Inutile de dire que Kawakami est une créature rare, d'un genre que je n'avais jamais vu auparavant et que je ne croiserai peut-être plus jamais.

Il existe manifestement une imbrication complexe des dimensions physiologique et psychologique – et même spirituelle – qui permet à Kawakami d'accomplir un tel exploit sans souffrir. Mais je pense que sa technique de respiration et le contrôle exercé sur son système nerveux jouent un rôle crucial, non seulement dans le développement de cette endurance, mais également dans ses talents de thérapeute.

Le contrôle du corps et de l'esprit qu'exerce Kawakami lui offre l'espace nécessaire pour guérir les autres. Il a expliqué qu'en développant sa propre conscience, il est capable de percevoir très clairement les besoins d'un patient et d'accéder directement à l'énergie nécessaire pour soigner. Bien que sa technique paraisse radicale, c'est en réalité simplement une variante de ce que chaque thérapeute cité dans le présent ouvrage, moi y compris, décrit comme une condition nécessaire pour aider les autres : renoncer à la perception d'un moi distinct.

Kawakami insiste également sur l'importance de conserver un bon équilibre émotionnel. Les intrusions quotidiennes de l'esprit qu'éprouvent la plupart d'entre nous – que ce soit à cause de l'anxiété, de la rage ou de la tristesse – nous maintiennent, ainsi que notre énergie, ancrés dans une conscience étroite et isolée. C'est cette séparation qui mène aux types de problèmes que Kawakami qualifie d'« urgence spirituelle », à savoir un effondrement émotionnel et physique qui force une personne à se confronter à des souffrances à la fois passées et présentes.

C'est à ce moment-là que les gens ont tendance à solliciter Kawakami pour des conseils et des soins. Lors de ses séances, comme décrit précédemment, ses élèves aident les patients à accéder à des informations sur leurs vies antérieures par le biais de l'écriture automatique. Le praticien demande également parfois aux patients d'écrire. Lorsque j'étais à Fukuoka, j'ai observé Kawakami traiter une jeune femme souffrant d'une affection cutanée de type eczéma sur une grande partie du corps. Elle s'est allongée sur un tapis à même le sol et a fermé les yeux. Kawakami a posé les mains sur les parties du corps de la patiente les plus touchées par l'affection et s'est mis à chanter. Au début, il a émis un son aigu – comme une alarme –, mais le ton était également pur, aux caractéristiques très chamaniques. « Il est difficile de penser lorsque vous entendez ce son à proximité, m'a fait remarquer un jour Peper en évoquant le chant de Kawakami. Cela efface pratiquement toute pensée et inquiétude, car vous êtes submergé par le ton. » J'ai trouvé ça très astucieux, à savoir que lorsque nous sommes de plus en plus absorbés par un son, surtout quand il faut se concentrer pour s'ajuster dessus, nous détournons également notre attention de la méfiance, d'une attitude défensive ou de la gêne, autant de sentiments qui pourraient nous empêcher de nous ouvrir suffisamment pour mener une séance de soins. (J'explore plus avant au chapitre 9 l'utilisation du son dans les soins.) La jeune femme a fermé les yeux et est restée totalement immobile. Kawakami lui a tendu un bloc-notes et un stylo. Sans ouvrir les yeux, comme si elle était en transe, elle s'est mise à écrire une histoire. L'interprète de Kawakami m'a dit qu'il s'agissait d'un récit de sa vie précédente, dans laquelle elle était un homme médecin. Elle avait été très brillante et un confrère rival avait versé sur sa main de l'huile bouillante par jalousie. Sa peau avait pourri et s'était retrouvée infestée d'insectes.

« Physiologiquement, si vous observez le cerveau de Kawakami ou de ses élèves, voire de ses patients, lorsqu'ils sont en pleine écriture automatique, vous constatez qu'ils sont alors plus réceptifs, dit Peper, qui a fait passer à certains élèves de Kawakami un EEG. À ce moment-là, ils ne sont pas orientés vers l'extérieur et ne réagissent pas à des stimuli. Ils sont extrêmement calmes, s'oublient, affichent une ouverture passive. Cela fait partie de la discipline du yoga. Ils inscrivent tous les messages qui leur viennent, quels qu'ils soient. Je pense que les gens peuvent apprendre à le faire. » Et, en effet, c'est essentiellement ce que Neale Donald Walsch a fait lorsqu'il a écrit *Conversations avec Dieu*.

Comme il le raconte, Kawakami a découvert ses propres vies antérieures en méditant pendant vingt-neuf jours de suite, puis en se mettant instinctivement à écrire. Il a senti qu'il accédait directement à des informations provenant de l'univers. Il a appris que le destin de son âme a toujours été d'aider les gens et, selon lui, cela s'est révélé exact dans de nombreuses vies et incarnations. « J'ai eu le même travail pendant cinq mille ans », m'a-t-il raconté. Dans son cas, l'expérience a cristallisé le fait que les autres incarnations restent en nous et que son rôle est de guérir les douleurs et traumatismes accumulés sur la voie du bonheur.

« Je dirais qu'en progressant dans le domaine de la méditation, vous développez des habiletés psychiques. Lorsque Kawakami [a progressé dans sa pratique méditative]… et a développé une profonde empathie, il a réussi à connaître les différents niveaux de conscience, ce que je ne saisis pas totalement, pour être honnête, explique Peper au sujet de l'expérience d'écriture automatique de Kawakami. Je suis sûr que dans son cas – je parle de son interprétation de cette réalité énergétique –, il a créé ce modèle, car il est adapté à son conditionnement culturel. Je l'ai vraiment vu faire des choses remarquables. » Selon moi, l'écriture automatique est une autre expression de la disparition du filtre entre une personne et le champ énergétique au sens large. Il existe assurément de nombreux pièges dans cet exercice – j'ai vu des personnes croire qu'elles étaient en mode écriture automatique alors que c'était en fait leur subconscient ou leur ego qui bouillonnait –, mais je suis persuadée qu'il est également possible de trouver le rythme, comme l'a fait Neale et comme le fait Kawakami, et se mettre à transcrire des informations en circulation dans le champ. La véritable écriture automatique ressemble à l'inspiration créative, lorsqu'une personne a un accès sans obstacle à des idées, voire à une instruction du champ énergétique supérieur. Au passage, je crois désormais que Kawakami a exécuté une sorte de version mentale de l'écriture automatique lorsque nous nous sommes rencontrés la première fois et qu'il a parlé de la tristesse que ma mère avait fait naître en moi quand j'étais petite. Il est assurément l'un des thérapeutes les plus évolués qu'il m'ait été donné de croiser – il génère une chaleur et une sécurité débordantes –, et je ne suis pas surprise qu'il soit capable de récupérer des informations sur les autres de cette manière.

Ce qui m'a le plus frappée chez Kawakami, c'est que sa discipline stricte n'est pas de l'ascétisme ou de la privation, mais de l'expansion. Bien que les exercices d'expansion de l'esprit et de piratage de la conscience soient récemment devenus à la mode (« Tout le monde essaie de modifier sa conscience* », comme l'a dit récemment un jeune entrepreneur – créateur d'applis de

* Gray, Kevin, « Inside Silicon Valley's New Non-Religion: Consciousness Hacking », 1er novembre 2017, https://www.wired.co.uk/article/consciousness-hacking-silicon-valley-enlightenment-brain.

pleine conscience et de caissons d'isolation sensorielle –, ils sont généralement motivés par un désir d'accroître la performance et de rendre plus heureux (ainsi que de mener des affaires). Mais dans le cas de Kawakami, renoncer au sens de soi et non l'accroître demande un effort. Ses exercices de yoga, de respiration et de méditation ont un but : se connecter au champ énergétique global. Cela se vérifie clairement dans sa capacité à supporter une blessure qu'il s'est infligée mais également, de manière plus subtile, à travers son tempérament tranquille et sa force thérapeutique. La plupart des traditions de soins impliquent une conscience accrue ou l'accès à une autre dimension, mais souvent, c'est en partie possible grâce aux hallucinogènes. Par exemple, les chamans prennent de l'ayahuasca, préparation à base d'ingrédients naturels, parmi lesquels la vigne d'ayahuasca *(Banisteriopsis caapi)* et une plante vivace appelée « chacruna » *(Psychotria viridis)*. Cette préparation contient de la diméthyltryptamine (DMT), substance psychotrope, parfois appelée « molécule de l'esprit », car elle provoque des expériences spirituelles*. Pour provoquer leur état mystique, les Indiens d'Amérique prennent du peyote, composé d'un petit cactus sans épines et d'alcaloïdes psychoactifs, plus précisément

---

* Notre corps est capable de produire naturellement de la DMT. L'une des explications les plus fascinantes et controversées des expériences de mort imminente a été fournie par le Dr Rick Strassman, professeur agrégé d'enseignement clinique de psychiatrie à l'école de médecine de l'université du Nouveau-Mexique. Dans les années 1990, il a émis l'hypothèse que la DMT était libérée en grande quantité par le corps pinéal dans les heures précédant la mort et la naissance. En fonction de votre point de vue, cela signifie que soit la DMT nous connecte à l'âme au moment où nous entrons ou quittons ce monde (ce qui serait la vision du chaman), soit elle provoque un « trip » spirituel qui donne l'illusion d'être connecté à quelque chose de plus grand.

la mescaline (à l'origine d'effets hallucinogènes semblables au LSD et aux champignons psilocybines). La médecine occidentale commence elle aussi à reconnaître la valeur thérapeutique des hallucinogènes : sur la dernière décennie, le « microdosage » de petites quantités de ces substances est désormais considéré comme bénéfique dans de nombreux cercles. Les chercheurs se sont mis à tester les effets de la psilocybine (en plaçant les patients dans des « trips » contrôlés en clinique avec de la musique apaisante et des thérapeutes à proximité) dans l'espoir de soigner tout un éventail de troubles de la santé mentale, comme la dépression, l'addiction et l'anxiété. Lors d'un essai clinique mené à l'université UCLA, on a constaté que chez douze patients souffrant d'un cancer à un stade avancé, l'anxiété était moindre après trois mois de prise de la substance, et l'amélioration de leur humeur a duré jusqu'à six mois. Lors d'essais pour une étude réalisée à l'université Johns-Hopkins, publiés en 2006, 2008 et 2011, différentes doses de psilocybine ont été administrées à trente-six sujets « normaux, en bonne santé » versés dans la spiritualité (que ce soit à travers la fréquentation d'églises ou de synagogues ou la participation à un groupe de méditation). Lors du bilan de suivi (quatorze mois plus tard) de l'étude de 2011, 94 % des participants ont classé leur expérience à haute dose parmi les cinq expériences spirituellement les plus importantes de leur existence. 83 % ont dit que cela avait accru leur sentiment de bien-être. Robin Carhart-Harris, psychopharmacologue et auteur principal d'études sur l'état psychédélique à l'Imperial College London, s'est servi de l'IRM pour suivre les mouvements d'un cerveau sous l'influence de la psilocybine. L'équipe de Carhart-Harris a découvert que cette substance faisait baisser l'activité dans deux zones du cerveau : le cortex préfrontal médian et le cortex cingulaire postérieur. Le cortex préfrontal médian est connu pour être plus actif pendant une dépression, et le cortex cingulaire postérieur joue un rôle dans la conscience et dans l'identité du moi. Carhart-Harris explique : « L'activité accrue dans ce [réseau du cerveau] est en corrélation avec une introspection excessive, le fait d'être prisonnier de son esprit et détaché du monde extérieur. »

Bien que ses méthodes soient différentes – et ne nécessitent le recours à aucun hallucinogène –, c'est précisément ce que Kawakami est capable de réaliser : oublier l'identité et toutes les distractions et douleurs allant avec. Et ceci est associé à une capacité spectaculaire à favoriser l'afflux de l'énergie, ou d'informations, du champ supérieur.

Je suis repartie de mon séjour auprès de Kawakami en estimant qu'il était la preuve vivante que nous avons en nous un pouvoir de nous guérir et de guérir les autres plus important que nous ne l'imaginons – sans parler du fait qu'il est possible de nous ouvrir aux informations issues du champ énergétique sans le concours d'hallucinogènes naturels ou artificiels. Il est extrêmement difficile de se soumettre à de nouvelles expériences, surtout quand elles mettent mal à l'aise et demandent d'ajuster notre attitude très conventionnelle, mais le résultat peut s'avérer incroyable. Peper a décrit ainsi l'attitude de Kawakami : « Sa réaction innée est la suivante : "Explorons et voyons ce que cela donne". » Moi aussi, j'ai vu ça chez Kawakami. Sa discipline présente une absence de retenue cruciale. Cette ouverture suprême, associée à un engagement inflexible envers son programme et à un désir d'aider les autres, lui a ouvert des possibilités apparemment sans limites.

SI VOUS SOUHAITEZ PRATIQUER

La respiration circulaire

Les talents de thérapeute de Maître Kawakami reposent sur le contrôle de sa respiration. Il développe sa conscience grâce à une respiration d'une lenteur rare. Pour ceux qui n'ont pas ses talents, modifier légèrement notre respiration nous donne un aperçu de la façon dont les techniques respiratoires permettent de modifier la conscience et nous rendent plus réceptifs aux informations issues du champ énergétique supérieur.

- Allongez-vous sur le dos, détendez-vous et effectuez l'exercice de cohérence cardiaque du chapitre 2. Inspirez en comptant jusqu'à 6, puis expirez en comptant également jusqu'à 6.
- Une fois calme et détendu, commencez à modifier votre rythme respiratoire. Inspirez lentement par le nez en laissant l'air pénétrer vos poumons et en faisant ressortir votre abdomen. À la fin de l'inspiration, commencez immédiatement à expirer par la bouche en conservant le même rythme. À la fin de l'expiration, inspirez de nouveau immédiatement par le nez, de manière lente et régulière.
- Concentrez-vous sur cette respiration circulaire en veillant à ne pas retenir votre souffle. Il ne doit y avoir aucun temps de latence entre l'inspiration et l'expiration. Par conséquent, lorsque vos poumons sont presque entièrement remplis d'air, commencez à expirer et lorsqu'ils sont pratiquement vides, commencez de nouveau à inspirer.

- Lorsque vous répéterez ce mode de respiration, vous remarquerez que vous respirez un peu plus vite que la normale. Veillez cependant à ne pas trop accélérer. Je n'essaie pas de vous amener jusqu'à l'hyperventilation, et vous ne devez ressentir aucune anxiété. Au contraire, cet exercice s'effectue sans efforts, et votre corps doit être calme et détendu.
- Au bout de dix minutes environ, vous commencerez peut-être à sentir une modification de votre conscience. Certaines personnes disent ressentir une sorte d'euphorie ou des fourmillements. À ce stade, vous sentirez peut-être que vous n'avez jamais été aussi réceptif à l'inspiration.
- Mettez un terme à l'exercice au bout de vingt minutes et passez quelques minutes à respirer normalement. C'est généralement à ce moment-là que je me sens le plus connectée à la source. Écrivez toutes les pensées qui vous traversent l'esprit. Elles sont généralement très révélatrices.

Cet exercice peut faire tourner légèrement la tête. Ne l'effectuez pas si vous ne vous sentez pas bien et surtout si vous êtes enceinte, si vous souffrez d'hypertension ou d'une maladie cardio-vasculaire.

8

QU'Y A-T-IL DANS UN PLACEBO ?

Il y a quelques années, j'ai rendu visite à un thérapeute renommé de New York. J'entendais parler de ses prouesses depuis plus de dix ans, même si le battage s'était estompé au fil du temps. Ses pouvoirs ont atteint des sommets dans les années 1980, et il était connu pour l'énergie qui émanait de ses mains lorsqu'il les passait sur le corps de ses patients. Aux dires de ces derniers, les sensations qu'ils éprouvaient semblaient n'avoir rien de commun avec ce que j'avais vécu. Ils brossaient un tableau s'apparentant, rien de moins, à de la sorcellerie et employaient des mots tels que « crépitement », « féroce » et « aigu » pour décrire ce qu'ils ressentaient. Quand j'ai fini par aller voir ce thérapeute, c'était un vieil homme qui exerçait dans un cabinet encombré du sol au plafond de photos de lui en compagnie de célébrités du temps où il était au sommet de sa gloire (Melanie Griffith, Don Johnson et Barbra Streisand, entre autres). J'avoue avoir été moi aussi éblouie. Lorsqu'il a placé ses mains une quinzaine de centimètres au-dessus de mon corps, j'ai ressenti un courant électrique palpable – et qui crépitait, en effet. Alors que cet étrange courant me traversait, il m'a raconté sa vie.

Près de quarante ans auparavant, m'a-t-il dit en adoptant le ton d'une histoire rebattue, il avait été enlevé par des extraterrestres. Il ne se souvenait pas de ce qui lui était arrivé pendant qu'il était avec eux, mais une fois libéré, il a découvert qu'il était capable de faire apparaître l'énergie sortant désormais de ses mains. Il a très vite découvert que son toucher électrique avait des vertus curatives. Et lorsque les personnes qu'il avait aidées se sont mises à raconter son histoire, des gens de tous les horizons ont commencé à venir le consulter en masse. Déroutée par son récit, et le fait que, pendant qu'il parlait, j'avais l'impression d'être un vinyle sur lequel il faisait crisser une aiguille, j'ai quitté son cabinet dans un état de stupeur.

En descendant la partie ouest de Manhattan pour rejoindre mon cabinet, j'ai repensé à son histoire improbable et à sa capacité indéniable à diffuser une énergie d'une telle puissance. Je comprenais que les gens se retrouvent bouleversés par l'expérience vécue tant par l'histoire en toile de fond que par le phénomène étrange mais indéniable que ses mains provoquaient. Et je me suis alors dit : *et s'il n'y avait que ça et rien d'autre ? Et si cet homme était en effet capable de générer une sorte d'énergie puissante que les autres pouvaient ressentir, puis leur racontait sa rencontre sensationnelle, et que l'abandon (et la promesse) qui s'ensuivait les convainquît que cela les guérissait, et qu'à la suite de cela, ils guérissaient effectivement ?*

J'ai alors pris conscience que je pourrais très bien poser la même question à propos de ma propre pratique. *Et si, moi aussi, je persuadais tout simplement mes patients que j'avais des capacités ?*

Cette pensée m'a mise extrêmement mal à l'aise. Pour commencer, je n'étais pas vraiment prête à unir ma destinée à quelqu'un me disant qu'il avait été capturé par les extraterrestres. Mais, plus sérieusement, l'idée que mon travail ne puisse se résumer qu'à un truc psychologique ou à un placebo m'a tout simplement répugnée. Comme tous ceux exerçant un métier médical, j'avais été rigoureusement formée à considérer qu'il fallait éviter l'effet placebo – à savoir un résultat positif produit par un médicament ou un traitement inactif, qui apparaît grâce à la croyance en son efficacité affichée par un patient. Dans le cadre de travaux de recherche, les scientifiques s'efforcent de contrôler l'effet placebo en l'isolant dans la mesure du possible afin de connaître la « véritable » conséquence d'un traitement par rapport à la conséquence d'une suggestion.

Cette idée – que je sois peut-être moi-même un placebo – m'a tellement fait peur que je me suis plongée dans les travaux sur l'effet placebo et n'en suis ressortie qu'une fois prête à donner une conférence TED sur le sujet, ce que j'ai fait, soit dit en passant, en 2012, à Édimbourg, à l'occasion de la conférence TEDGlobal.

Avant de porter un jugement sur les placebos, il me fallait mieux comprendre leur rôle en matière de guérison. Comme je l'ai très vite découvert, le placebo a eu mauvaise réputation dès son apparition. Le terme *placebo* vient du latin « je plairai ». Au Moyen Âge, on embauchait des personnes pour venir pleurer le défunt lors des vêpres. Mais, dans la mesure où elles jouaient souvent un rôle, on doutait de leur sincérité et on les appelait donc des « placebos », qui souhaitaient plaire au défunt. Ce terme est entré dans le domaine médical : à la fin du XVIIIe siècle, il servait à décrire une méthode ou un médicament ordinaire. Au fil du temps, la définition a évolué, pour devenir, en 1811, « tout médicament plus destiné à plaire au patient qu'à lui profiter* ».

Dans le monde médical actuel, un placebo est généralement défini comme un traitement, un cachet, une injection ou une procédure ayant un effet inoffensif et généralement administré à l'insu du patient. Chose intéressante, la recherche a montré que même l'apparence d'un placebo peut influer sur la réaction du patient à son administration. Par exemple, plus le cachet est gros, plus l'effet placebo est important. Et deux cachets déclenchent un effet plus puissant qu'un seul. La réaction des patients est plus positive quand il s'agit d'un médicament de marque et non d'un générique. Et les réactions les plus marquées résultent de placebos administrés par injection**. Même la couleur des cachets placebos peut modifier le résultat : les bleus sont plus efficaces que les rouges quand il s'agit d'améliorer le sommeil et les cachets verts sont préférables pour l'anxiété***. C'est le genre de détail fantasque qui explique le mépris des scientifiques et médecins pour le placebo, le considérant comme une manœuvre psychologique futile.

Et pourtant, malgré sa connotation négative, le placebo a joué un rôle plus positif qu'il n'y paraît dans notre vie. Dès le départ, on a compris qu'il avait un effet psychologiquement agréable, bien que superficiel. Mais en 1955, Henry Beecher, anesthésiste, spécialiste de l'éthique médicale et professeur à la Harvard Medical School,

---

* Spencer, M., « The Power of Nothing: Could Studying the Placebo Effect Change the Way We Think about Medicine? », *The New Yorker*, 12 décembre 2011, https://www.newyorker.com/magazine/2011/12/12/the-power-of-nothing.

** *Ibid.*

*** *Ibid.*

a publié un article de référence intitulé « Le puissant placebo », qui a modifié notre perception (pour ne pas dire notre biais) du placebo. Beecher a émis l'hypothèse simple, mais radicale, selon laquelle il faut admettre que nos émotions et croyances peuvent grandement modifier notre perception de la douleur, le bienfait et l'efficacité des placebos – employés plus souvent à l'époque que n'importe quelle autre catégorie de médicaments, a-t-il souligné.

L'intuition de Beecher concernant les placebos a été confortée par une étude réalisée deux décennies plus tard par trois scientifiques de l'université de Californie (San Francisco) : Jon Levine, Newton Gordon et Howard Fields. Ils ont proposé de chercher si les endorphines – groupe d'hormones sécrétées par le cerveau et le système nerveux qui activent les récepteurs opioïdes, signifiant qu'ils agissent comme des analgésiques naturels – offraient une explication biochimique de l'effet placebo. À ce titre, les trois scientifiques ont dit à des personnes se remettant d'une intervention chirurgicale dentaire qu'elles étaient sur le point de recevoir une dose de morphine, de sérum physiologique ou un médicament qui pourrait accroître les douleurs. Les deux derniers produits étaient des placebos, ce qu'elles ignoraient.

En fin de compte, les chercheurs ont écarté ceux qui avaient reçu la morphine et divisé le restant des participants en deux catégories : ceux qui ont réagi au placebo et ceux qui n'y ont pas réagi. Ces participants avaient tous reçu par perfusion de la naloxone, substance synthétique qui bloque les récepteurs opioïdes du système nerveux. La naloxone sert à stopper les surdoses d'héroïne et de morphine, mais bloque également l'effet analgésique des endorphines. Et, en effet, les participants ayant réagi positivement au placebo ont soudain ressenti un accroissement de leur douleur après avoir reçu de la naloxone. Pour ceux n'ayant pas réagi au placebo, l'administration de la naloxone n'a rien changé à leur perception de la douleur. Cette nouvelle était révolutionnaire : c'était la première étude à laisser entendre que les placebos peuvent provoquer dans le cerveau des réactions chimiques semblables à celles induites par des substances psychoactives. Les placebos n'avaient ainsi plus une importance uniquement psychologique, mais également, comme tout médicament, physiologique.

À noter

Kawakami est devenu dans un certain sens son propre placebo : il inondait lui aussi son corps d'endorphines lorsqu'il se transperçait la langue sans ressentir de douleur.

Des études postérieures employant le scanner cérébral ont depuis confirmé les conclusions de l'UCSF, puis d'autres chercheurs, en particulier le neuroscientifique Fabrizio Benedetti, de l'université de Turin, ont montré que les placebos ont un effet démontrable sur les neurotransmetteurs. L'une des études de Benedetti, par exemple, a révélé qu'un placebo constitué de sérum physiologique diminue non seulement les symptômes de la maladie de Parkinson, mais peut également augmenter la production de dopamine – le neurotransmetteur justement en cause dans la maladie de Parkinson.

La recherche suggère également l'existence d'un effet *nocebo* – à savoir quand un « traitement fictif », synonyme parfois donné au terme placebo, a des conséquences psychologiques et physiologiques, avec des résultats *négatifs*. (En latin, *nocebo* signifie « je nuirai ».) Au cours d'une étude novatrice, on a dit à quinze patients devant subir une ponction lombaire (procédure permettant de recueillir, à l'aide d'une aiguille, du liquide cérébrospinal dans le bas du dos) qu'ils devaient s'attendre à avoir des maux de tête. Finalement, sept patients sur les quinze ont dit avoir eu des maux de tête. En revanche, sur les treize patients n'ayant pas été prévenus d'une telle conséquence possible, aucun n'a dit avoir eu de maux de tête. De même, lors d'une étude randomisée contrôlée, les femmes ayant bénéficié d'une péridurale pour accoucher ont été informées de la procédure de deux manières. On a dit à un groupe : « Nous allons vous faire une anesthésie locale qui va engourdir la zone et vous allez vous sentir très bien pendant cette procédure. » Tandis que l'on a dit à l'autre groupe : « Vous allez ressentir comme une grosse piqûre de guêpe ; c'est la partie la plus désagréable de la procédure. » Les femmes ayant bénéficié de l'avertissement positif ont dit avoir eu beaucoup moins mal que celles ayant eu droit à la mise en condition plus négative, bien que les deux groupes aient reçu le même traitement.

Outre nos attentes nous menant inconsciemment à une meilleure – ou, dans le cas du nocebo, à une moins bonne – santé, nos interactions avec les médecins et professionnels de santé peuvent également accroître notre sentiment de bien-être. On appelle généralement cela l'« effet Hawthorne* », ou effet de l'observateur, qui consiste à modifier un aspect de son comportement

---

* *Ibid.*

lorsque l'on se sait observé. Comme l'ont montré des études, dans un contexte médical, cela se traduit par une amélioration plus rapide de son état de santé lorsqu'un médecin est particulièrement attentif.

Ted Kaptchuk, éminent professeur de la Harvard Medical School (ainsi qu'ancien acupuncteur) et directeur du Program in Placebo Studies and the Therapeutic Encounter (PiPS) au Beth Israel Deaconess Medical Center, a reçu des millions de dollars de subventions de la part des National Institutes of Health (NIH) pour étudier les placebos et a publié de nombreux articles au sujet de ses travaux dans de prestigieuses revues scientifiques. Par souci d'apporter une preuve scientifique de cet effet placebo secondaire – à savoir qu'une relation positive entre un soignant et un patient présente des avantages en termes de santé –, Kaptchuk a conçu une étude fascinante. En collaboration avec des gastro-entérologues, Kaptchuk a étudié des patients souffrant du syndrome du côlon irritable, affection gastro-intestinale chronique s'accompagnant de douleurs et de constipation. Ils ont réparti 262 participants dans trois groupes : un groupe témoin à qui l'on disait qu'ils se trouvaient sur une liste d'attente en vue d'un traitement, un groupe qui bénéficiait de séances d'acupuncture « simulée », que je décris au chapitre 5 et qui consistent à utiliser des aiguilles rétractables ou à placer de vraies aiguilles sur des points de non-acupuncture, sans réelle interaction avec le praticien, et enfin un groupe recevant des soins d'acupuncture « simulée » et se faisant dorloter – à savoir que les patients conversaient au moins pendant vingt minutes avec le praticien, qui exprimait des sentiments pleins d'empathie et d'espoir (« Je sais à quel point c'est difficile pour vous » et « Ce traitement offre d'excellents résultats »), tout en leur touchant la main et l'épaule de temps en temps. Pour couronner le tout, le praticien devait marquer un instant de silence méditatif d'au moins vingt secondes – comme s'il exprimait une fascination silencieuse pour ce dilemme médical – au moment où il évoquait avec le patient les soins à prodiguer. Kaptchuk a découvert sans surprise que les patients dont les symptômes avaient le plus diminué étaient ceux dont on s'était occupé avec le plus grand soin. Mais cette étude prouvant une réaction au placebo « en fonction du dosage » – dans laquelle l'attention portée faisait également partie des faux remèdes – a fait forte impression sur la communauté médicale : les médecins pouvaient modifier immédiatement et de manière réaliste le degré de compassion et d'attention au cours de la prise en charge afin d'obtenir de meilleurs résultats.

Erik Peper laisse entendre que les résultats de l'étude de Kaptchuk peuvent nous aider à mieux comprendre la dynamique propre aux soins énergétiques. « Nous sommes programmés pour interpréter le monde comme étant dangereux ou sûr – il s'agit essentiellement d'une qualité non verbale et énergétique », dit-il. Dans n'importe quelle interaction entre deux personnes « intervient également le processus des neurones miroirs [dont on a découvert qu'ils s'activaient lorsqu'une personne observe la même action exécutée par quelqu'un d'autre – ainsi, les neurones imitent le comportement de l'autre, comme si l'observateur était acteur]. Par conséquent, lorsqu'un praticien est présent et que vous êtes anxieux – une personne à l'aise est donc présente. Vous vous sentez vous aussi à l'aise et augmentez déjà votre potentiel de guérison. Puis le praticien fait quelque chose que vous estimez positif et vous interprétez cela en ressentant un changement dans votre corps – et cela rebooste vos croyances*. »

La conclusion de Kaptchuk est également un reproche envers l'approche traditionnelle du placebo : vous ne pouvez pas retirer l'effet placebo de l'équation, car il est impossible d'isoler les émotions et impressions générées par une relation médicale. Soit vous vous sentez en sécurité, soit vous êtes mal à l'aise et, dans un cas comme dans l'autre, cela influe à un certain degré sur le résultat.

Une bonne ambiance de travail

Avant même de tirer cet enseignement des placebos, j'avais toujours été très claire avec mon équipe concernant l'atmosphère que je souhaitais favoriser au sein de mon cabinet. Le bon sens veut qu'un environnement fiable et plein de compassion aide un patient à voir son état s'améliorer, mais je suis également convaincue que *toutes* les interactions doivent être empreintes d'un climat de soutien – pas seulement entre le praticien et le patient, mais entre toutes les personnes évoluant au sein du cabinet. Je suis persuadée que cette croyance à la base du fonctionnement de notre établissement a contribué à notre réussite.

Il existe néanmoins une preuve troublante laissant entendre que les placebos ne sont pas toujours aussi inoffensifs ou peu agressifs

* Sauf mention contraire, les propos de Ted Kaptchuk cités dans cet ouvrage sont extraits d'une conversation de Ted Kaptchuk avec l'auteure.

que nous aimerions le croire. Ian Harris, professeur de chirurgie orthopédique à l'université de Nouvelle-Galles du Sud et auteur de *Surgery, the Ultimate Placebo*, pose comme postulat que même les interventions chirurgicales peuvent produire un effet placebo. Son expérience et ses travaux de recherche lui ont permis de découvrir que, dans certains cas, on réalise une opération plus dans l'optique de rassurer, car elle n'est pas forcément nécessaire. « Créer le placebo parfait, dit-il, serait invasif, coûteux, bâtirait un environnement de haute technologie et plein de professionnels, avec un praticien très confiant pour l'administrer. Tous ces éléments font que la chirurgie a un effet placebo puissant*. » Harris laisse entendre que si les patients sont influencés par un tel apparat, les chirurgiens ont du mal à se débarrasser d'une tradition ancienne et à dire adieu à un investissement pour leur propre réussite. « Il est très difficile de dire aux [chirurgiens] que la procédure qu'ils exécutent depuis le début de leur carrière ne fonctionne pas », déclare-t-il. Il considère la fusion vertébrale comme une procédure s'étant très souvent révélée peu efficace. Selon Harris, plusieurs études ont comparé la fusion vertébrale pour certaines affections dégénératives dorsales douloureuses à des programmes non invasifs tels que la physiothérapie ou la thérapie cognitivo-comportementale. Elles ont montré unilatéralement que les patients subissant une opération ne s'en sortent pas mieux que s'ils avaient bénéficié d'une physiothérapie ou d'une thérapie cognitivo-comportementale. « La question de l'efficacité se pose donc, explique Harris. Comparez cela à une intervention pour la pose d'une prothèse de

---

* Sauf mention contraire, les propos de Ian Harris cités dans cet ouvrage sont extraits d'une conversation du Dr Ian Harris avec l'auteure en octobre 2017.

hanche, dont le taux de réussite est extrêmement élevé (dans les 95 %) et le risque de vous réopérer est très faible… En attendant, le taux d'échec de l'opération de la colonne vertébrale est très élevé et une [nouvelle] opération est nécessaire dans 20 % des cas au bout de seulement deux ans. » En outre, Harris a souligné que l'arthroscopie du genou, au cours de laquelle une petite incision est pratiquée et une caméra est insérée pour visualiser l'articulation, est une intervention chirurgicale qui a été comparée à des groupes placebo subissant une intervention fictive, sans différence en termes de résultats pour les deux groupes.

Peper estime que, pour étudier l'effet placebo, il est important de faire la distinction entre les placebos actifs et les placebos passifs. Généralement, les placebos actifs entraînent de légers effets secondaires (comme les cachets renfermant une petite dose de caféine, susceptibles d'accroître la fréquence cardiaque). Les placebos passifs ne produisent aucun effet secondaire, comme dans le cas d'un cachet de sucre minidosé. Les travaux de Peper ont montré que les placebos actifs peuvent déboucher sur des résultats d'étude différents, car lorsque la personne ressent un effet secondaire, qui soit ou non lié à un vrai traitement, elle se met à croire qu'elle va mieux. « Nombre de traitements ou d'interventions chirurgicales peuvent paraître efficaces, et c'est parfois le cas, explique Peper. Mais bon nombre n'ont jamais été comparés à un placebo actif, mais seulement à un placebo passif. L'effet obtenu, plus particulièrement avec les médicaments psychiatriques ou certains analgésiques, n'est peut-être pas dû au principe actif du traitement, mais à l'effet placebo – sensations corporelles dues aux effets secondaires du traitement. » Dans le cas de l'arthroscopie du genou, Peper pense qu'un placebo actif – consistant en une opération du genou simulée au cours de laquelle aucun véritable geste chirurgical n'est pratiqué, mais seulement une anesthésie locale et une incision – est nécessaire pour une comparaison avec une véritable opération, car le patient ressent une douleur due à l'incision et cela peut le pousser à croire qu'il s'est rétabli en se basant sur ce seul « effet secondaire ». Les critiques émises font remarquer que les placebos, particulièrement lorsqu'une procédure invasive est endurée inutilement pour obtenir des résultats d'étude, sont trompeurs et ne sont donc pas administrés de manière éthique. Par ailleurs, il est prouvé que les patients sont parfaitement disposés à résister à l'administration de placebos, et, s'ils savent que c'est un traitement fictif, cela n'influe pas sur le résultat. Kaptchuk a conçu une expérience au cours de laquelle il a explicitement indiqué aux participants qu'ils allaient ingérer des cachets inertes, expliquant que les placebos sont souvent aussi efficaces que les médicaments – et, malgré tout, près de 60 % d'entre eux ont dit se sentir mieux*.

Ces dernières années, ont été publiées de nombreuses études novatrices sur l'effet placebo, dont plusieurs laissent entendre que l'efficacité des analgésiques peut en grande partie être imputable à leur valeur en tant que placebo. Une étude de 2015 publiée dans la revue *Pain* a conclu que, sur une période de dix-sept ans, l'efficacité des analgésiques lors d'essais cliniques a considérablement diminué. En 1996, le degré de soulagement de la douleur par les

* Reuters, « Placebos Help, Even When Patients Know About Them », https://www.reuters.com/article/us-placebo/placebos-help-even-when-patients-know-about-them-idUSTRE6BL4IU20101222.

médicaments était 27 % supérieur à celui imputable aux placebos, le chiffre étant ensuite passé à 9 % en 2013. Des études similaires menées sur l'utilisation du Valium ont révélé que ce médicament n'a aucun effet apparent sur l'anxiété si la personne ne sait pas qu'elle l'a ingéré.

Les chercheurs sont encore dans l'attente d'une explication cohérente avec la puissance, qui plus est grandissante, de l'effet placebo. Une théorie s'appuie sur la découverte de Kaptchuk selon laquelle l'interaction entre le praticien et le patient crée son propre effet placebo. Aux États-Unis, la durée des essais cliniques a été allongée et le nombre de participants a été augmenté entre 1996 et 2013, soit près de deux décennies. En 1990, un essai durait en moyenne quatre semaines, contre douze semaines en 2013. Dans le même ordre d'idée, les essais englobaient cinquante personnes, voire moins, en 1990, contre 700 participants en moyenne en 2013. Quand ces essais se sont développés, les chercheurs ont intégré plus de personnel (recrutement d'infirmières pour des consultations avec les participants).

À méditer

Ce n'est probablement pas un hasard si, dans un secteur où l'attention portée aux patients a fléchi en raison de politiques draconiennes de la part de l'assurance maladie et des assurances privées, les patients manquent cruellement de ce genre d'attention rassurante.

Une autre théorie émet l'hypothèse que ces essais ont été menés avec plus de rigueur et révèlent simplement un résultat qui a toujours existé : les analgésiques, antidépresseurs ou opérations chirurgicales sont peut-être moins efficaces que nous ne le pensons*.

D'autres affirment tout de même que l'effet placebo n'est pas par essence psychologique et chimique, mais plutôt sociologique et énergétique. En fait, Bill Bengston, dont vous vous souvenez sans doute pour ses études sur les souris atteintes d'un cancer (voir le chapitre 4), propose une hypothèse radicalement différente. Sur la base de sa théorie des liens résonants – qui laisse entendre qu'un lien énergétique créé par l'engagement entre le chercheur et le participant peut se propager vers les autres au sein d'un « champ de sens » (souvenez-vous de l'expérience de Bengston au cours de laquelle des souris du groupe témoin ont été guéries de manière inattendue après avoir été en contact avec les thérapeutes prenant part à l'étude) –, il est persuadé que les deux groupes (le groupe témoin et l'autre) des études sur l'effet placebo deviennent étroitement liés, de sorte que le véritable stimulus fourni à un groupe touche également l'autre. Autrement dit, les groupes témoins de ces essais sont semblables aux souris du groupe témoin de ses expériences – ils guérissent parce qu'ils font partie du champ de sens.

J'ai retourné le sujet des placebos dans tous les sens, et une question demeure : quelle part de ce que je parviens à réaliser

---

* Dahl, Melissa, « The Placebo Effect Is Getting Stronger – But Only in the U.S. », *The Cut*, 9 octobre 2015, https://www.thecut.com/2015/10/placebo-effect-is-getting-stronger.html.

avec mes patients peut être attribuée à l'effet placebo ? J'en suis venue à penser que, comme pour les traitements médicamenteux, l'acupuncture et les soins énergétiques en général, ma pratique renferme également une part de placebo. Au sens large, l'effet placebo est un élément inoffensif invitant notre corps à se réparer – qu'il s'agisse d'un comprimé renfermant du sucre ou d'un rapport amical avec un médecin –, catégorie dans laquelle peuvent tomber l'acupuncture et les soins. En parvenant à cette conclusion, j'ai également pris conscience que le placebo n'est pas notre ennemi. Au lieu de batailler contre l'effet placebo, nier son existence ou l'isoler, nous devrions nous en emparer. S'il *fait partie*, avec efficacité, du processus de guérison, comme cela semble de plus en plus le cas, pourquoi le redouter ?

Comme la description de Kaptchuk des fils discrets qui s'entrelacent pour créer l'effet placebo – notre cerveau, notre corps, la méthode utilisée pour donner le placebo, l'environnement physique, l'attitude du médecin –, je suis également convaincue que les soins énergétiques sont un enchevêtrement de tout un éventail d'éléments pas toujours quantifiables. En matière d'acupuncture, par exemple, l'effet placebo peut se produire, associé à l'intervention électrique par le biais du fascia, ou il peut accroître la dimension énergétique des soins par imposition des mains, qui crée une résonance mesurable entre le thérapeute et le patient débouchant sur un sentiment de sécurité. Ce dernier s'ouvre alors à des informations modifiant le mécanisme de guérison du corps. En définitive, j'ai fini par constater que la compassion et la croyance sont de puissants antidotes qu'il faudrait exploiter sous quelque forme que ce soit.

SI VOUS SOUHAITEZ PRATIQUER

Exploiter la connexion corps-esprit

Dans la philosophie chinoise, un adage dit : « Là où va la pensée va l'énergie. » Cet exercice aide à exploiter l'effet placebo, en ce sens qu'il déclenche nos mécanismes mentaux d'autoguérison. En visualisant un blocage à l'intérieur de votre champ, vous dirigez votre intelligence corporelle vers les endroits où c'est nécessaire. Je l'utilise avec des patients souffrant de douleurs chroniques. Et ils constatent avec surprise que cela les soulage. Le concept de base est qu'une énergie dense ou bloquée au niveau du champ énergétique de la personne génère douleurs et dysfonctionnement. Comme nous l'avons appris au chapitre 3, la force ne fait pas circuler l'énergie dense dans le corps, contrairement à la gentillesse et à l'amour. Avec cette méditation, vous allez apprendre à identifier les zones douloureuses de votre corps, puis à disperser la stagnation qui en résulte.

Balayage corporel

- Allongez-vous confortablement, par exemple sur votre lit ou sur un tapis de yoga placé à même le sol.
- Passez quelques minutes à pratiquer l'exercice de cohérence cardiaque du chapitre 2, en inspirant doucement en comptant jusqu'à 6, puis en expirant pendant la même durée.
- Une fois votre esprit bien calme, balayez votre corps en prenant votre temps, à la recherche de zones de tension ou d'inconfort.

- Lorsque vous identifiez des points de tension, concentrez-vous dessus sans porter de jugement.
- Laissez simplement exister les pensées, sentiments et croyances associés à cette partie de votre corps. Ils vous informent sur l'origine de votre inconfort, mais sans vous lier à celle-ci.
- Lorsque vous estimez que c'est le moment, trouvez un souvenir générant un sentiment de sécurité et une sensation de chaleur.
- Prenez cette énergie et dirigez-la vers la zone tendue.
- Laissez la chaleur libérer doucement toute densité ou difficulté.
- Lorsque vous sentez une libération au niveau de cette zone, concentrez-vous de nouveau sur votre respiration.
- Poursuivez le balayage corporel en vous arrêtant sur d'autres parties tendues de votre corps.

L'exercice dure une trentaine de minutes. Une fois que vous avez terminé, restez allongé immobile pendant quelques minutes supplémentaires et voyez si vous repérez des changements au niveau des sensations.

9

SE GUÉRIR SOI-MÊME

Madhu Anziani avait 23 ans quand il est accidentellement passé par la fenêtre du second étage de sa maison, à San Francisco. Ses colocataires ont entendu ses cris et l'ont retrouvé recroquevillé, en train de souffrir le martyre dans la cour au revêtement en brique. Quand Anziani est arrivé à l'UCSF Medical Center, il a tout de suite été conduit au bloc pour subir une fusion de plusieurs cervicales, intervention qui a duré treize heures. Ses parents, qui se trouvaient à New York pour s'occuper de sa grand-mère, ont donné leur consentement pour l'opération – « C'était une question de vie ou de mort », explique Anziani. Son père et sa sœur ont immédiatement pris l'avion pour rentrer à San Francisco. Ils ont constaté qu'il avait survécu à l'intervention chirurgicale, mais était désormais dans le coma. Bien que n'ayant pas été complètement sectionnée, sa moelle épinière était tellement endommagée que les médecins ont averti la famille qu'il resterait probablement paralysé du cou jusqu'aux pieds.

« Ils craignaient que je sois tétraplégique, à savoir que mes quatre membres soient paralysés. Le pronostic n'était pas favorable, explique Anziani. Heureusement, ma moelle épinière n'avait pas été entièrement sectionnée, car lorsque c'est le cas, vous avez 99,99 % de risques de ne pas guérir. Mais si elle n'est pas entièrement sectionnée, vous avez encore une chance*. »

Cette chance était l'ouverture – la lumière encore capable de se frayer un passage dans un interstice – qu'Anziani a saisie. Il s'y était préparé, dans un certain sens. Il suivait le programme de l'Institute for Holistic Health Studies de l'université d'État de San Francisco – où Erik Peper était l'un de ses professeurs –, étudiant les modalités des soins énergétiques, avec une dominante Reiki et guérison par les sons. Ce programme enseignait une prise en compte holistique des maladies et des traitements, avec la reconnaissance de l'interdépendance des émotions, des processus physiologiques et de l'environnement, tout en s'inspirant des cultures aux quatre coins du monde afin de comprendre tout un éventail de traditions de soins.

Le père et la sœur d'Anziani ont contacté la professeure de Reiki d'Anziani un jour après leur arrivée pour lui demander de leur enseigner cette discipline, apparue au Japon en 1922 et se servant d'une technique généralement désignée sous l'appellation de guérison par l'imposition des mains. Le praticien canalise l'énergie tout en plaçant sa ou ses mains sur la tête ou le torse du patient. La

---

* Sauf mention contraire, les propos de Mahdu Anziani cités dans cet ouvrage sont extraits d'une conversation de Mahdu Anziani avec l'auteure.

professeure de Reiki a invité la sœur et le père d'Anziani à travailler avec elle pendant une journée. Elle leur a fait une séance à tous deux pour les aider à comprendre cette thérapie. Elle leur a également appris à pratiquer le Reiki de manière à ce qu'ils l'expérimentent également sur Anziani. Pendant que ce dernier était dans le coma, le père, la sœur et la professeure de Reiki ont pratiqué sur lui. Ils se sont assuré le concours de la famille et des amis, les incitant à lui rendre visite, à lui parler et à prier pour lui.

Quand Anziani est sorti du coma, au bout de dix-huit jours, il a découvert qu'il ne pouvait plus parler. Il est resté silencieux pendant très longtemps, se contentant d'observer les autres s'affairer autour de lui. Mais, au bout d'un mois, lorsqu'il a de nouveau essayé de solliciter sa voix, un « ah » très faible est sorti. « J'ai su que j'étais capable de sortir le son “ah”, explique-t-il. Je sentais la vibration parcourir tout mon corps, mon système nerveux, aller dans les jambes… [par conséquent], j'émettais ce son pendant cinq minutes. Je continuais d'essayer d'augmenter le nombre de tentatives réussies. » Cela lui a donné le sentiment que son corps était vivant, « et ce n'était pas rien », souligne Anziani. Cette sonorité – désormais un « aaaaaaah » très long – était apaisante. Reprenant des forces et désormais capable de développer les sons qu'il émettait, Anziani s'est mis à réciter un mantra sanscrit, le premier qu'on lui avait appris : *Om mani padme hum. Om* symbolise le corps impur, le discours et l'esprit du locuteur ; *mani*, qui signifie littéralement « bijou », symbolise l'intention pleine de compassion de s'éveiller ; *padme*, qui signifie « lotus », symbolise la sagesse ; la dernière syllabe, *hum*, suggère l'indivisibilité. Cette expression est souvent gravée sur la partie externe d'une roue de prière – ou est écrite sur un papier ensuite inséré dans la roue

– que l'on est censé faire tourner pendant que l'on chante. Anziani avait lui aussi une roue de prière et, bien qu'incapable de la faire tourner, son père l'aidait à tendre la main et à toucher cette roue pendant qu'il chantait le mantra.

Lorsqu'il suivait le cours du Dr Peper à l'université d'État de San Francisco, Anziani avait étudié, comme il le décrit, « le pouvoir de notre esprit, le pouvoir de l'effet placebo, le pouvoir de nos mots et le pouvoir de la visualisation pour créer des résultats concrets ». Il a également mentionné – et ce fut une surprise pour nous deux – un conférencier invité qui avait joué un rôle clé pour l'aider à croire aux soins énergétiques : Hiroyuki Abe. « Je l'ai vu guérir instantanément une femme, dit Anziani. Elle était incapable de se pencher pour toucher ses orteils et au bout d'une minute environ de travail énergétique [avec Abe], elle y est parvenue. »

Le jeune homme considère que sa connaissance et sa confiance dans les soins énergétiques ont constitué une partie essentielle de sa rééducation. Les médecins ont soutenu Anziani, qui les a même bluffés, car ils ont remarqué qu'il récupérait une plus grande amplitude de mouvements dans un délai plus court qu'escompté. « L'une de mes infirmières m'appelait "le professeur", car elle avait vu se produire une guérison empreinte de prières que je faisais pour moi, raconte-t-il. Mais ils doutaient légitimement que je me rétablisse totalement. Nombre de personnes victimes d'une rupture partielle de la moelle épinière restent définitivement dans un fauteuil roulant. Il est donc difficile de savoir [ce qui va advenir]. Le programme de rééducation consiste à faire de votre mieux et à voir ce que vous pouvez récupérer… Avec un peu de chance, vous pouvez être capable de rester assis le dos droit, voire de tenir debout pendant cinq minutes. » Anziani se voyait tout de même sortir de l'hôpital en marchant. Lorsqu'il en a parlé à l'une de ses infirmières, elle lui a gentiment dit de ne pas entretenir ce genre de pensée et de s'atteler plutôt à s'habituer à sa nouvelle vie de tétraplégique.

« Chaque fois que l'on disait qu'il me faudrait vivre d'une certaine manière, avec un mode de vie adapté, je ne laissais pas ces paroles pénétrer mon esprit, dit Anziani. Je refusais que cela fasse partie de mon système de croyances. Cette pensée restait là, en l'état. Il était bien entendu possible que je devienne une personne handicapée, mais je connaissais également la force de mes pensées, de mes sentiments, qui génèrent de l'énergie et libèrent des substances chimiques dans votre corps. Je savais que me visualiser [en train de marcher] était une meilleure option qu'une vie de handicapé. J'ai donc habitué mon esprit à transcender la réalité perçue et à plonger dans l'océan de l'amour qui guérit, présent en permanence. J'ai laissé la joie habiter mon corps, car je sais que la joie et la gratitude ont le pouvoir de guérir. »

Au bout de deux mois et demi, Anziani a pu quitter l'hôpital sur ses deux jambes, avec l'aide d'un déambulateur. Il n'a parcouru que 5 ou 6 mètres avant de devoir s'asseoir de nouveau, mais il est bien sorti en marchant. Un an plus tard, il avait retrouvé suffisamment de mobilité pour prendre l'avion pour New York depuis la Californie afin de rendre visite à sa famille. « J'ai franchi un cap, dit-il, en vivant dans ce monde, non pas tétraplégique et en fauteuil roulant, mais comme quelqu'un capable de marcher dans les espaces publics et de se fondre dans la masse. »

Bien qu'il s'agisse d'une histoire stupéfiante, la seule que j'ai entendue de cet acabit, ce *n'est pas* un miracle. Je précise, car la notion de « miracle » a une connotation mystérieuse. Et même si un élément de la guérison d'Anziani demeure inconnu, même de lui, d'autres sont identifiables et peuvent être pratiqués au quotidien, certes de manière moins radicale.

Ce que je trouve très fascinant et inspirant chez Anziani, c'est la grâce avec laquelle il a navigué entre le statut de praticien *et* celui de patient, ce qui demande à la fois de l'engagement et un certain abandon. En tant que patient, Anziani s'impliquait suffisamment pour continuer à fournir des efforts (solliciter sa voix, ses poumons, son corps) malgré un combat difficile. Mais en tant que praticien, il a fait fi de son ego, avec une capacité à renoncer à contrôler le résultat. Détail crucial, Anziani a accepté l'éventualité de ne plus pouvoir remarcher, mais tout en comprenant que le fait de visualiser une issue différente était à la fois source de plaisir et de possibilités.

Je pense qu'Anziani a été capable d'accomplir un tel exploit parce qu'il a compris qu'au fond de nous, nous sommes en sécurité grâce à notre unité – c'est la partie de nous-mêmes connectée à la source. La sécurité s'entend ici non pas comme une protection contre la paralysie (comme dans le cas d'Anziani) ou, plus largement, contre la maladie ou la mort. Cela signifie plutôt que nous sommes tous connectés à un champ énergétique plus vaste, qui est à la fois éclairé, altruiste et prompt à collaborer si nous le sollicitons. C'est à cette partie de nous-mêmes – l'aspect source d'unité et de sécurité – que les bons praticiens tentent de reconnecter leurs patients en les incitant à se tourner vers l'intelligence et la capacité du corps à se réparer. Nombre de modalités de soins ont cette capacité à orienter le corps vers une santé de qualité : l'acupuncture, le Reiki, le chamanisme, les soins par imposition des mains, comme l'a expérimenté Bill Bengston dans son laboratoire, entre autres. Mais il est également possible de provoquer ce déclic pour vous-même.

La première étape consiste à avoir confiance en votre capacité intrinsèque à guérir de diverses manières. Comme j'espère avoir pu le démontrer dans ce livre, il est possible de décrire le processus d'autoguérison de toutes sortes de façons : scientifique, spirituelle et expérientielle. Je suis persuadée que notre plus grande force provient de l'acceptation que notre corps et notre esprit sont naturellement capables et non vulnérables. Lorsqu'ils tombent malades, les gens ont tendance à s'en vouloir, ostensiblement et subtilement, pensant qu'ils ont d'une manière ou d'une autre créé leur maladie. Or la maladie n'est pas une question de faiblesse ou de culpabilité, mais un appel naturel à retrouver une cohérence corporelle. Parfois, la médecine énergétique y contribue, mais pas toujours, tout comme, de manière plus générale, il arrive que la maladie fasse machine arrière, alors qu'à d'autres moments, ce n'est pas le cas. Nous tomberons tous malades et finirons tous par mourir. Comme je l'ai appris en exerçant en unité de soins palliatifs, la mort est une transition et non une fin. En tant que praticienne, ma mission était d'aider ces patients à poursuivre leur cheminement le plus courageusement et paisiblement possible. « Guérir et être soigné ne sont pas toujours synonymes. Pour certains, la guérison peut se produire immédiatement au niveau physique, écrit Diane Goldner dans son excellent livre intitulé *Yes, You Can Heal: The Secret to Transforming Illness and Creating a Radiant Life*. Parfois, le transfert vers la dimension physique n'est pas total. Il peut s'agir de porter un regard neuf sur la vie, et même parfois de se transformer plus librement et consciemment. En tout cas, guérir est une manière d'être enthousiasmante et expansive. »

Et nous pouvons nous inciter à connaître cette expansion, tout d'abord en identifiant la stagnation (voir l'exercice à la fin du chapitre 8) et en modifiant notre énergie de manière à provoquer notre vitalité essentielle. Le champ énergétique est un modèle pour le corps. Intervenir dessus engendre un changement qui est ensuite en mesure d'influer sur notre état physique.

Chose étonnante, Anziani a réussi à activer son énergie à l'aide de la seule méthode restant à sa disposition – le son. Maître Kawakami (voir le chapitre 7) chante également pendant ses séances, afin d'entrer dans un état plus réceptif et de permettre à ses patients de s'ouvrir davantage. L'un comme l'autre s'appuient sur une idée transmise d'époque en époque à travers l'histoire dans de nombreuses cultures – les Égyptiens de l'Antiquité, les moines tibétains, les Aborigènes d'Australie, les chamans indiens d'Amérique et les guérisseurs hindous – par le biais de chants, de mantras et d'instruments, tels que les bols chantants, afin de restaurer les fréquences vibratoires du corps et de l'esprit.

Le son est uniquement généré quand sa vibration devient une onde frappant le tympan, reconnue ensuite par notre système nerveux. Bien qu'il coule de source que le son – chant, carillon, « ommmmm » entonné à la fin d'un cours de yoga – a des vertus de détente, ses effets dépassent la dimension psychologique et sont physiologiques : l'énergie vibratoire du son touche notre corps au niveau cellulaire, et présente la capacité de diminuer la variabilité cardiaque et d'abaisser le rythme cérébral. Des études ont montré que chanter certains mantras peut stimuler le nerf vague, le plus long nerf crânien du corps, en liaison avec le contrôle parasympathique du cœur, des poumons et du tube digestif. On parle de *nervus vagus* en latin, *vagus* signifiant « errant » – ce nerf semble en effet errer dans tout le corps pour se connecter à divers organes importants. Vous vous souvenez peut-être également qu'il s'agissait du nerf impacté, selon le Dr Lagos, lorsque je traitais des gens, déclenchant une hausse importante de ma fréquence cardiaque, se soldant par des épisodes de tachycardie. Or le chant stimule l'activité du nerf vague en envoyant des ondes apaisantes dans tout le corps et, comme l'a montré la recherche, en augmentant la production d'oxcytocine, parfois appelée « hormone de l'amour », qui fait naître un sentiment de satisfaction.

Cependant, les vibrations ne sont pas seulement générées par les sons, mais également par la lumière et même le toucher humain. Il est possible de les produire intérieurement en pratiquant la cohérence cardiaque (voir l'exercice à la fin du chapitre 2), le chant scandé ou le chant simple. Cette méthode parvient à déplacer l'énergie à l'intérieur de notre organisme, car les vibrations permettent à l'énergie de circuler sous forme d'ondes.

Pourtant, Anziani n'a pas simplement chanté en cadence pour retrouver le bien-être. Le processus de guérison suppose d'influer sur notre énergie et nos champs énergétiques, et de modifier notre système de croyances. Anziani ne s'interdisait rien et n'affichait aucune croyance limitante, ou ce que Neale Donald Walsch appelait une « pensée racine ». La pensée racine est, vous vous en souvenez, une envie ou une émotion astreignante – *J'ai vraiment peur de ne pas pouvoir aller mieux* – qui conditionne votre comportement. (J'ai également vu des patients dont l'envie était liée à l'attention portée sur eux en raison de la maladie. Il n'est pas rare de trouver une sorte de réconfort chez ceux qui s'occupent de vous, sans parler de la volonté de ralentir un peu la cadence.) Cela peut s'avérer difficile à identifier et même plus ardu à s'en débarrasser – peu de personnes, moi y compris, sont capables d'atteindre l'ouverture absolue d'Abe, Kawakami ou Anziani –, mais il *est* possible de repérer quand la peur, la colère ou la honte sont les principaux éléments déclencheurs de vos actes. Ces sentiments contrarient un bon alignement avec la version pleine et entière de vous-même, vous empêchant de l'incarner réellement. Et j'ai constaté que le changement se concrétise lorsqu'un patient adopte un changement d'état d'esprit libérateur, qui implique souvent de se confronter aux émotions désagréables et aux schémas de pensée.

Le saviez-vous ?

Comme l'a montré la recherche en neurosciences*, les émotions interviennent à une vitesse beaucoup plus élevée que les pensées, car elles contournent la plupart du temps le processus de raisonnement linéaire de l'esprit. Ainsi, les émotions négatives, telles que la peur et l'anxiété, peuvent s'accompagner de battements cardiaques plus irréguliers, signalant alors au corps que le système nerveux est désynchronisé et entraînant une cascade de 1 400 changements biochimiques avec leur éventail d'effets corporels**.

* « Inside Stressing Out: What Works and What Doesn't in the Face of Stress », The Institute of HeartMath, https://www.heartmath.com/articles/inside-stressing-out-what-works-and-what-doesnt-in-the-face-of-stress/.

** *Ibid.*

La regrettée Dr Candace Pert, spécialiste des neurosciences, pharmacologue et première responsable féminine au National Institute of Mental Health (à la tête du département de biochimie cérébrale), a obtenu une reconnaissance internationale alors qu'elle venait d'obtenir son diplôme à l'université Johns-Hopkins, pour son rôle clé dans la découverte du récepteur opioïde, site de liaison cellulaire des endorphines, analgésiques naturels du corps, dans le cerveau. Mais Pert est également connue pour être devenue une fervente partisane de la médecine corps esprit – elle préférait ne pas mettre de trait d'union entre les termes pour mettre l'accent sur le lien étroit entre les deux – et une défenseuse convaincante d'une approche plus holistique pour comprendre les questions de santé.

« J'en suis venue à penser que presque toutes les maladies, si elles ne sont pas par essence psychosomatiques, renferment indéniablement une composante psychosomatique », écrit-elle dans son livre *Molecules of Emotion: The Science Behind Mind-Body Medicine*. Sur la base de ses travaux, Pert affirmait que les émotions jouent un rôle essentiel dans la maladie. Chaque cellule de notre corps est dotée de récepteurs, expliquait-elle, et lorsqu'ils sont activés par nos « molécules des émotions » – les neuropeptides (substances chimiques dont se sert le cerveau pour communiquer avec le corps) qui inondent nos systèmes –, ils transmettent un courant dans la cellule, modifiant alors sa fréquence électrique, ainsi que sa chimie. « L'esprit ne domine pas le corps, concluait Pert, il devient le corps. »

Elle avait également le sentiment que, si nos cellules individuelles transportent un courant électrique, notre corps en fait autant. « Nous vibrons comme un diapason – nous envoyons aux autres une vibration. Nous émettons et recevons, a expliqué Pert dans un entretien. Les sentiments modifient littéralement les fréquences électriques générées par notre corps, produisant alors une communication non verbale. »

Cela ne signifie pas que vous ne devez jamais éprouver d'émotions négatives ou vivre un conflit intérieur. Il est bien entendu impossible de tracer une voie parfaite vers l'équilibre émotionnel. En fait, à un moment du processus de guérison, vous rencontrerez de la résistance. Cela peut se traduire par une perte de foi, une dépression générale ou une profonde frustration. Mais ne baissez pas les bras : c'est généralement une résistance aux changements nécessaires pour guérir. Souvent, les patients passant par ce stade extériorisent leurs émotions, ce qui se rapproche du transfert effectué par les gens envers leur thérapeute. J'ai vu des patients sangloter dans la salle de soins et d'autres se mettre en colère. Un jour, je faisais une séance d'acupuncture à une femme et lorsque je suis revenue dans la salle, j'ai trouvé toutes les aiguilles posées sur la table. Elle avait été tellement furieuse de voir les émotions affluer grâce au mouvement énergétique créé qu'elle avait retiré toutes les aiguilles et qu'elle était sortie en trombe de la salle de soins pendant que je m'occupais d'un autre patient. Lorsque je l'ai appelée pour lui parler de ce qui s'était passé, elle avait heureusement retrouvé son calme et était conciliante, mais lorsque je lui ai demandé pourquoi elle ne m'avait pas sonnée (tous mes patients disposent d'un bouton sur lequel ils peuvent appuyer pour m'appeler une fois les aiguilles en place), elle a dit : « Je ne tenais pas à vous voir. » Elle avait plutôt souhaité échapper discrètement à l'agitation qu'avait fait naître le protocole de soins.

Mais l'agitation et la résistance correspondent au mouvement dynamique de l'énergie nécessaire pour que le changement se produise. Il vaut donc la peine de l'accepter. Pour traverser cette phase turbulente, il est important de garder à l'esprit, comme me l'a enseigné Kiran Trace, que vous ne pouvez déplacer l'énergie ou mettre fin à une stagnation par la force ou la contrainte. Essayez de vous appliquer la douceur et le soutien dont vous aimeriez bénéficier de la part de proches ou de praticiens. De même, la gratitude, comme le dit Neale Donald Walsch, crée du mouvement dans le champ énergétique. « Ce à quoi tu résistes persiste, dit Walsch. Ce que tu regardes disparaît. En d'autres termes, il cesse d'avoir une forme illusoire. » Les deux disent la même chose : pour être en phase avec la version énergétique de vous-même, avec votre plan, global et libéré de toute souffrance, vous devez être en osmose avec lui. Et pour ce faire, vous devez accepter et faire confiance à votre propre ingéniosité et à celle de la source. C'est précisément ce qu'a fait Anziani quand il a « laissé la joie pénétrer [son] corps », comme il le dit, même lorsqu'il ne pouvait pas effectuer le moindre mouvement. Il a également facilité le processus en se servant de la visualisation, outil incroyablement utile pour accéder à un sentiment plus positif. Il est également important de ne pas oublier que vous n'êtes jamais seul. Le champ global est là pour que vous puisiez dedans et, une fois la résistance vaincue et que vous êtes capable de vous amadouer, vous participez à un échange plus productif avec lui.

Si j'estime que nous possédons tous le pouvoir de guérir par nous-mêmes, il est également crucial de comprendre que, surtout dans un cas extrême comme celui d'Anziani, c'est une combinaison d'interventions qui permet de récupérer. La médecine occidentale est méthodique et profonde, offrant un mode de guérison puissant vraiment distinct des soins énergétiques. Voilà pourquoi je crois fermement aux partenariats entre médecins conventionnels et praticiens énergéticiens. (Ce type d'alliance a été institutionnalisé dans des endroits à l'excellente réputation comme le Memorial Sloan-Kettering Cancer Center, la clinique Mayo, le centre médical de l'université d'État de San Francisco et l'école de médecine de l'université Duke, qui ont embauché des acupuncteurs afin de proposer une approche intégrative à leurs patients.)

Faites-vous conseiller et aider, constituez la meilleure équipe de praticiens possible –, mais gardez également à l'esprit que c'est *vous* qui êtes en fin de compte votre meilleur praticien. Ce qui m'a beaucoup surprise chez Anziani – capable de se distinguer même au cours de son rétablissement miraculeux –, c'est qu'à l'âge de 23 ans, il n'a jamais renoncé à ses propres pouvoirs. Il a véritablement cerné les ressources à sa disposition, faisant usage, à bon escient, des compétences de chacun et ne reniant aucune de ses croyances – même lorsque les autres, y compris les figures d'autorité médicales, ont essayé de le dissuader. Il a démontré qu'en exploitant sa foi et sa capacité d'action, il est possible de révéler en soi une faculté de guérison extraordinaire.

C'est quelque chose d'admirablement démocratique, avec une vérification intrinsèque cruciale de l'ego. Dans la mesure où les thérapeutes sont des gens ordinaires, chacun d'eux exploite professionnellement ses traits de caractère personnels. Certains expriment leurs talents dans un style spectaculaire – prenez

Kawakami qui se transperce la langue –, tandis que d'autres sont plus tournés vers les sciences, comme Bengston et ses souris de laboratoire. Sachant que la profession de thérapeute est aussi variée qu'une autre, il est également vrai que tous les praticiens ne possèdent pas les mêmes intentions ni la même intégrité. J'ai rencontré, tout au long de ma carrière, des dizaines de thérapeutes accomplis qui s'investissent pleinement et font preuve de compassion. Mais j'en ai également croisé d'autres, certes minoritaires, qui se servent de leur position pour manipuler et duper. Il est toujours surprenant de tomber sur une personne tellement perdue qu'il ne lui est plus possible de distinguer ses besoins compulsifs de ses actes. Il existe bien entendu des relations thérapeutiques nocives dans l'univers de la médecine, mais cela peut s'avérer particulièrement insidieux dans des domaines dépourvus de toute charte et réglementation, où les praticiens sont susceptibles d'avoir reçu une formation peu orthodoxe et où il est plus difficile que leur responsabilité soit engagée. (Un praticien diplômé et agréé risque de perdre son agrément et son gagne-pain s'il franchit la ligne jaune en adoptant un comportement qui n'a rien de professionnel.)

Et bien qu'ayant seulement repéré quelques infractions chez d'autres thérapeutes, un certain nombre de signaux d'alerte m'ont été décrits par un expert psychiatre qui s'attache à préserver les limites de la pratique clinique. Le Dr Thomas Gutheil, professeur de psychiatrie, cofondateur du Program in Psychiatry and Law au Beth Israel Deaconess Medical Center de l'école de médecine de Harvard et auteur de l'ouvrage *Preventing Boundary Violations in Clinical Practice* a été le témoin de nombreuses infractions professionnelles, allant du thérapeute qui convainc son patient de ne pas demander un second avis aux praticiens qui abusaient de leur pouvoir en couchant avec des patients vulnérables, en passant par un autre qui faisait en sorte que ses patients fassent ses courses*.

« Ces personnes entretiennent le culte de soi », dit Gutheil.

La plupart de ces relations toxiques commencent par une opération de charme menée par le thérapeute, consistant à instaurer d'abord un climat de crédibilité et de sérieux, puis une intimité émotionnelle, et enfin, une dépendance. Vu la nature de la relation – le patient ayant souvent le sentiment que le praticien dispose d'une certaine autorité sur son bien-être –, ce dernier a tendance à se sentir vulnérable et à baisser sa garde plus rapidement que d'habitude. Le biais de confirmation, ou tendance à considérer que de nouvelles données confirment des croyances ou théories existantes, joue également un rôle crucial. Vu le lien inextricable singulier entre croyances médicales et croyances spirituelles de la plupart des techniques de soins, les patients ont tendance à croire que le thérapeute est particulièrement bien placé pour les aider, ce qui les pousse à ignorer les indices susceptibles de révéler une faillibilité ou des limites.

J'ai également vu des praticiens se servir de leur tarif pour exercer une sorte de domination sur le patient. Par exemple, lorsqu'un thérapeute pratique un tarif exorbitant, les patients sont enclins à surévaluer la prestation afin d'avoir le sentiment qu'il vaut la peine d'investir cette somme. Paradoxalement, je

* Sauf mention contraire, les propos de Thomas Gutheil cités dans cet ouvrage sont extraits d'une conversation de Thomas Gutheil avec l'auteure.

suis également tombée sur des praticiens manipulateurs dont les soins sont gratuits. Cela endort les patients dans une fausse sécurité, tandis que le thérapeute renforce sa « marque », et son suivi finit par devenir payant.

Pour Gutheil, il existe un signal d'alerte majeur : quand le praticien déclare qu'il est le seul à pouvoir aider le patient. Comme Gutheil, j'ai beaucoup de mal à imaginer un scénario où cette affirmation correspondrait à la réalité. Dans un certain nombre de cas sur lesquels Gutheil a enquêté, le médecin promettait au patient de « tout faire » pour lui. Et le patient était ravi de tomber sur quelqu'un capable de prendre ainsi soin de lui. Gutheil a expliqué que, dans ce cas, l'hypothèse est la suivante : la thérapie va résoudre les problèmes médicaux pour lesquels le patient est venu consulter, mais également permettre de surmonter toutes les difficultés rencontrées dans la vie.

« En théorie, tout médecin [et praticien] doit obtenir seulement deux choses du patient, explique succinctement Gutheil. L'argent correspondant au prix de la consultation et la satisfaction de bien faire son métier. » Si un praticien se sert de la relation thérapeutique pour obtenir plus que ces deux éléments, le risque existe que le patient se retrouve exploité. Les praticiens peu scrupuleux sont heureusement rares, et il existe un moyen simple de vous protéger. Allongé dans son lit d'hôpital, Anziani a utilisé tous les outils à sa disposition pour restaurer l'ordre grâce à l'intelligence corporelle et n'a jamais renoncé à ce pouvoir. Je suis persuadée que cela a été la clé de son rétablissement, car il a compris qu'au niveau le plus fondamental, nous sommes chacun notre propre praticien.

SI VOUS SOUHAITEZ PRATIQUER

Exercice global

Chaque jour, nous nous soignons sans le remarquer, car notre corps est conçu pour restaurer discrètement l'homéostasie et se rééquilibrer. En cas d'excès, notre système digestif et nos organes de désintoxication font des heures supplémentaires afin de réparer les dégâts. Lorsque nous attrapons un virus, notre système immunitaire se met en branle, prêt à livrer bataille. En cas de coupure, nos cellules sanguines s'agrègent afin de former un caillot et d'arrêter le saignement. On fait facilement peu de cas de ces miracles quotidiens, mais ils sont le résultat de l'intelligence innée et de la cohérence du corps. La médecine énergétique peut fournir à votre corps les informations ou les déclics nécessaires pour se réorganiser. Cette méditation rassemble les exercices présentés plus haut, avec comme objectif de renforcer les capacités d'autoguérison de votre corps.

- Vous pouvez pratiquer cet exercice allongé ou assis, le dos bien droit.
- Commencez votre méditation en vous ouvrant au champ énergétique universel grâce à l'exercice d'ancrage et d'ouverture du chapitre 3. Visualisez un laser partant du bas de votre dos et s'enfonçant profondément dans le sol. Vous allez vous sentir plus lourd. Puis imaginez une boule de lumière, votre lumière spirituelle, pénétrer dans votre corps par le sommet de votre crâne et affluer à l'intérieur de votre organisme.

- Pour que votre corps soit réceptif, passez quelques minutes à pratiquer l'exercice de cohérence cardiaque du chapitre 2. Inspirez lentement en comptant jusqu'à 6, puis expirez pendant la même durée.
- Lorsque votre esprit se détend, ressentez la vitalité de votre corps grâce à l'exercice du chapitre 1 consistant à ressentir l'énergie présente en vous.
- À ce stade, vous allez faire un choix. Tout au long de ce livre, nous avons appris un certain nombre de techniques qui aident votre corps à se réorganiser. Consacrez dix minutes à celle vous semblant la plus appropriée.
  - Pour vous dépasser et laisser votre corps accéder aux informations dont il a besoin, effectuez l'exercice de défilement rapide d'images du chapitre 4.
  - Pour des symptômes bien précis et influer sur les canaux énergétiques, utilisez l'exercice de shiatsu du chapitre 5.
  - Pour une mise au point d'ordre général, servez-vous de la méditation des chakras du chapitre 6.
  - Pour approfondir votre intuition en développant votre conscience, exécutez l'exercice de respiration circulaire du chapitre 7.
  - Pour trouver des zones d'énergie dense, puis les dissiper, effectuez l'exercice de balayage corporel du chapitre 8.
- À un moment de cet exercice, vous ressentirez peut-être une certaine résistance, qui peut prendre la forme d'une pensée intrusive ou d'une gêne physique. Inutile de combattre cette résistance. Acceptez-la simplement telle qu'elle est et éprouvez pour vous-même la compassion

que vous ressentiriez pour autrui. La psychologue du chapitre 2, le Dr Lagos, m'a donné cet exercice de respiration, qui contribue à modifier votre fréquence cardiaque afin de déplacer votre énergie. Elle m'a dit que les sportifs qu'elle coache s'en servent pour tirer un trait sur le mauvais coup qu'ils viennent d'effectuer.
– Cinq respirations en vous concentrant, à l'inspiration, sur une émotion négative comme le stress, la colère ou la déception, que vous libérez ensuite à l'expiration.
– Cinq respirations pour vous vider l'esprit en vous concentrant sur votre ressenti à l'inspiration et à l'expiration.
– Cinq respirations pour dynamiser le cœur en vous concentrant sur une émotion positive comme l'amour, la gratitude ou la sérénité à l'inspiration, et en vous débarrassant du négatif à l'expiration.

- Lorsque vous ressentez votre énergie corporelle, laissez la vitalité vous apporter de la joie, puis dites merci. L'expression de la gratitude est un moyen d'être en phase avec la future version de vous-même que vous visez.
- Une fois prêt, relevez-vous et analysez vos éventuels changements corporels.

10

QUE LA LUMIÈRE SOIT

Lors de mon dernier jour au Japon avec Hiroyuki Abe, je l'ai accompagné à la clinique de son étudiant, en périphérie de Kobe, où il organise de temps en temps des séances de soins. Après avoir passé quelques heures dans une petite salle de classe à observer Abe et plusieurs de ses étudiants s'occuper de patients, nous avons commencé à ranger nos affaires. Nous nous dirigions vers la porte afin d'aller dîner dans un restaurant faisant du *shabu-shabu* – dîner au cours duquel Abe a permis à mon cœur de reprendre une fréquence normale après un épisode de tachycardie en secouant deux doigts qu'il avait pointés en direction de ma poitrine – quand il s'est arrêté, s'est tourné vers moi et m'a demandé, par l'entremise de son interprète, si j'aimerais qu'il me cale sur son énergie et ouvre mes chakras. C'était précisément la cérémonie à laquelle il s'adonnait avec ses étudiants avant qu'ils ne commencent à travailler pour lui. J'ai constaté à la réaction de ses étudiants que sa proposition n'était pas monnaie courante. Considérant cela comme un grand honneur, j'ai accepté.

Abe m'a fait signe de m'asseoir devant lui. Je me suis exécutée, puis j'ai fermé les yeux. J'entendais Abe claquer des doigts derrière moi, et je sentais ses mains parcourir ma nuque et ma colonne vertébrale, même s'il ne me touchait pas. J'ai vu presque immédiatement une lumière blanche, puis des couleurs brillantes sont apparues, tournoyant à l'intérieur de la lumière. Mon corps s'est mis à bourdonner d'une énergie électrique. J'ai ressenti une appréhension, version amplifiée de ce que j'éprouve en avion au moment du décollage. Les couleurs ont continué de former une spirale, comme un kaléidoscope. J'ai alors respiré profondément pour essayer de me calmer. (Lorsque j'ai regardé par la suite la vidéo alors tournée par mon mari, j'ai constaté qu'Abe poussait vers le bas avec ses mains, comme s'il tentait de résister à l'afflux d'énergie afin de la ramener à un niveau plus agréable, tout en grimaçant sous l'effort.) J'avais la tête qui tournait, je me sentais euphorique et quelque peu submergée. Ayant besoin de revenir à la réalité, j'ai ouvert les yeux.

Quelque chose avait changé. La salle était désormais remplie d'une lumière plus chaude et enveloppante. Je n'ai pu m'empêcher de repenser à la lumière que ma mère a raconté avoir vue lorsqu'on l'a ressuscitée alors qu'elle se trouvait à l'hôpital, sur le point de mourir. Cette lumière-là semblait elle aussi l'étreindre. Ma mère avait dit qu'à cet instant, elle ne s'était jamais sentie autant en sécurité de toute sa vie. Les étudiants d'Abe paraissaient éclatants, baignant dans cette lumière radieuse. C'était comme si je voyais l'énergie pure à l'intérieur de toutes les personnes présentes. J'ai compris pour la première fois au fond de mes tripes que c'est notre vitalité, notre force de vie, la chose qui fait de nous des êtres vivants et pleins de vibrations qui nous lie, paradoxalement. Nous avons tous en commun cette lumière, cette énergie. Elle est expansive, elle communique avec nous et représente essentiellement qui nous *sommes*. J'avais le sentiment de percevoir notre véritable nature.

Dans le monde, selon la philosophie chinoise, tout élément a son opposé, et ce pour une bonne raison. *Yin-yang* se traduit littéralement par « sombre-brillant ». Cette notion est censée décrire la complémentarité et l'interconnexion des forces contraires. La philosophie chinoise pose comme postulat que l'opposition, telle qu'entre l'obscurité et la lumière ou l'énergie et la matière, est une représentation physique de la dualité dans la nature, considérée comme la manifestation de notre unité – et du Tao. Neale Donald Walsch fait l'interprétation suivante : tout être vivant est essentiellement l'expérience physique de la source, et c'est de cette manière que la source est capable de vivre la dualité – la lumière et l'obscurité.

J'en suis venue à penser que la lumière – ainsi que la dualité décrite par ces croyances philosophiques et spirituelles – peut jouer un rôle dans le processus de soins. En fait, le corps humain émet, presque littéralement, de la lumière en petite quantité. Et c'est même le cas pour tous les êtres vivants. Elle est visible, mais pas par l'œil humain. En 2009, des chercheurs japonais ont capté, grâce à un système d'imagerie extrêmement sensible doté d'une « caméra à transfert de charge », des images de l'émission de biophotons – particules de lumière produites par un système biologique – d'un corps humain*. Ils ont étudié cinq hommes en bonne

---

* Kobayashi, M., Kikuchi, D. et Okamura, H., « Imaging of Ultraweak Spontaneous Photon Emission from Human Body Displaying Diurnal Rhythm », *PLOS ONE* 4, no. 7 (2009): e6256, https://doi.org/10.1371/journal.pone.0006256.

santé d'une vingtaine d'années, qui se sont tenus debout, torse nu, dans l'obscurité totale, devant des caméras à transfert de charge pendant vingt minutes toutes les trois heures, entre 10 heures et 22 heures, pendant trois jours consécutifs. Ces images ont montré, comme les chercheurs l'ont indiqué dans les conclusions publiées, que « le corps humain émet de la lumière directement et en rythme ». L'éclat du corps des participants était à son plus bas à 10 heures et à son sommet à 16 heures, laissant entendre que cette émission est liée à l'horloge biologique. Les chercheurs en ont conclu que ces modifications diurnes peuvent avoir un rapport avec les fluctuations du métabolisme énergétique.

Je ne veux pas dire qu'Abe a libéré en moi la capacité de voir les émissions de biophotons ultrafaibles – je crois que ce que j'ai vécu ne peut pas être défini précisément par la science –, mais je pense vraiment que ces travaux sont pertinents quand on cherche à savoir comment se servir de l'énergie pour guérir autrui.

Il existe un précédent intéressant aux conclusions des chercheurs japonais. Ils s'appuient sur le travail de Fritz-Albert Popp, biophysicien allemand qui, dans les années 1970, a proposé la première analyse physique complète des biophotons. Popp a également été la première personne à émettre l'hypothèse selon laquelle le corps humain émet des biophotons ultrafaibles et suit les biorythmes particuliers du corps et du monde – théories qui, nous le savons maintenant, ont été corroborées par la suite.

Mais, et c'est peut-être le plus important, Popp en a déduit que nos émissions de biophotons nous fournissent peut-être des informations sur notre santé. Très vite, il a découvert que la benzo[a] pyrène, molécule cancérigène, absorbait le rayonnement ultraviolet (UV), mais le réémettait à une fréquence complètement différente

– phénomène baptisé par Popp « brouilleur de lumière ». En revanche, la benzo[e]pyrène, inoffensive pour l'être humain, permettait au rayonnement ultraviolet de le traverser sans produire aucun changement. Fasciné par cette différence, il a continué à chercher l'effet produit par le rayonnement ultraviolet sur d'autres composés, certains cancérigènes, d'autres non. Dans tous les cas, les substances cancérigènes absorbaient le rayonnement ultraviolet, puis brouillaient la fréquence. Popp a également observé que les composés cancérigènes réagissaient systématiquement au rayonnement ultraviolet à une fréquence bien précise : 380 nanomètres (nm). Séparément, au cours d'un processus appelé « photoréparation », si le rayonnement ultraviolet est dirigé vers une cellule de manière à détruire 99 % de celle-ci, y compris son ADN, les dégâts peuvent pratiquement être réparés en une seule journée en soumettant la cellule à une lumière d'une fréquence bien précise – Popp a découvert que cette fréquence est également de 380 nm. Cette coïncidence troublante l'a poussé à conclure que, chez les êtres humains, le cancer se déclarait lorsque les cancérigènes rendaient impossible la photoréparation. Il a laissé entendre que l'émission de photons d'un être humain en bonne santé est cohérente, conforme au biorythme qu'il a observé, tandis que celle d'un individu gravement malade, souffrant par exemple d'un cancer, perd son rythme diurne.

Popp a par la suite étudié la lumière d'échantillons d'ADN – grâce à du bromure d'éthidium, qui s'insère dans les espaces entre les paires de bases de la double hélice, afin de provoquer le déroulement de l'ADN – et a découvert que plus l'ADN se démêlait, plus le rayonnement était intense. Il a donc estimé que l'ADN était la source des biophotons et qu'il agissait comme un diapason à l'intérieur du corps, atteignant une fréquence bien précise qui faisait que certaines molécules suivaient*.

Popp et ses collègues ont par la suite réalisé une série d'expériences, observant les émissions de lumière chez les puces et les poissons. Ils ont découvert qu'ils aspiraient la lumière émise par l'autre – Popp disait qu'ils « se suçaient des photons** ». Il a supposé que cela pourrait être un mode d'échange d'informations et expliquer certains mystères éternels du règne animal, comme la façon dont des bancs de poissons ou des volées d'oiseaux sont capables d'afficher instantanément une coordination parfaite. Il avait le sentiment qu'il existait la possibilité suivante pour les humains : si nous pouvions absorber les photons des autres, nous serions peut-être capables de nous servir de ces informations pour corriger le cas échéant notre propre lumière.

À l'instar du son, la lumière est une vibration intervenant sur le spectre électromagnétique, la seule différence se caractérisant par la fréquence. Notre corps interprète la plupart du temps les fréquences de manière inconsciente, ce phénomène se produisant plus souvent que nous ne pouvons le percevoir. Les différentes couleurs, par exemple, correspondent simplement à diverses fréquences de lumière que notre cerveau interprète comme un spectre de couleurs. Il en va de même pour le décryptage des sensations de chaud et de froid, de douleur et de plaisir. Ce sont chaque fois des fréquences que nous filtrons et interprétons. Je pense que des

---

* « Dr. Fritz-Albert Popp Thought He Had Discovered a Cure for Cancer », Biontology Arizona, https://www.biontologyarizona.com/fritz-albert-popp-cure-for-cancer/.

** McTaggart, L., *Le champ unifié : La force secrète de l'univers*, *op. cit.*

vibrations spécifiques – provenant d'une lumière ou d'un son – constituent l'information transférée d'une personne à l'autre dans le cadre de soins énergétiques.

La clé d'un échange efficace de cette information – au moyen duquel une personne est capable de modifier subtilement la fréquence ou vibration d'une autre personne – est la résonance. D'une manière générale, cela se produit lors d'un échange d'énergie entre deux systèmes. Comme je l'ai découvert en travaillant avec le Dr Leah Lagos, lorsque je suis en séance, j'atteins une résonance interne caractérisée par une synchronisation de mes ondes cardiaques et cérébrales, créant ainsi des signaux d'apaisement qui se propagent dans mon système nerveux autonome. Cela me permet à mon tour de m'ouvrir à l'énergie de guérison et de l'offrir en même temps plus facilement à mes patients. Comme l'a expliqué le Dr Erik Peper, le phénomène des neurones miroirs – dont on a découvert qu'ils s'activaient lorsqu'une personne perçoit les actes de quelqu'un comme si elle était à la manœuvre – permet aux patients de me suivre. Ainsi, quand je suis en mesure de synchroniser ma respiration et mes ondes cérébrales, créant alors une sensation de calme, le patient est alors capable d'en faire autant. C'est grâce à ce processus que nous tombons alors en résonance. Comme je l'ai décrit au chapitre 2, le Dr Bill Bengston et ses collègues ont conçu une expérience afin d'enregistrer les effets physiologiques de l'entrée en résonance d'un thérapeute et de son patient. Ils ont découvert que même lorsqu'ils sont tous deux séparés, chacun dans une pièce, éloignés d'une dizaine de mètres l'un de l'autre, les ondes cérébrales du thérapeute, à la base plus fortes et plus fréquentes, finissaient par se synchroniser avec le patient – autrement dit, ils parvenaient à entrer en résonance.

Lorsque je réalise cette connexion, j'éprouve un sentiment de tranquillité. C'est comme une absence de limites que je ne ressens dans aucun autre domaine de ma vie. Un jour, j'ai demandé à Bill Bengston de me décrire l'énergie de guérison. J'étais curieuse d'entendre son explication, car c'est en fin de compte une réponse émotionnelle, et Bill est surtout quelqu'un de technique, axé sur les détails. Il a mené certains travaux sur la guérison parmi les plus détaillés qu'il m'ait été donné d'étudier. Après tout, voilà un homme qui a expérimenté en laboratoire toutes les notions de la guérison rencontrées – de la guérison de souris par l'imposition des mains au coton « chargé » d'énergie, en passant par l'enregistrement sonore de la procédure de « chargement » du coton, afin d'étudier son effet génomique sur le cancer. Ses études sont rigoureuses et son travail en laboratoire méticuleux. Bengston est peut-être le thérapeute le plus sceptique que j'aie jamais rencontré.

Cependant, sa réponse à ma question a été : « La guérison, c'est de l'amour. »

Cet amour provient de l'énergie de la source. Il est empreint d'intelligence, a pour origine le champ universel sous la forme d'un mouvement qui nous traverse et émane de nous. C'est la compassion et la reconnaissance de notre unité. Il ouvre les portes du possible. En tant que praticiens, nous exploitons cet endroit inconditionnel – le Tao – pour aider un patient à se débarrasser d'une interférence ou d'un blocage interrompant le flux énergétique à l'intérieur de son organisme.

Nous sommes tous capables de créer cette connexion. Les thérapeutes sont simplement des vecteurs. J'ai appris à ouvrir mon corps et mon esprit pour que ce phénomène se produise. Tous les praticiens cités dans ce livre ont également appris à le faire, même s'ils ont chacun créé leur méthode d'ouverture à cette énergie.

Bill Bengston se distrait en ayant recours au défilement rapide d'images afin de renoncer à son ego.

La naturopathe Carla Kreft, qui a travaillé avec moi au Yinova Center, visualise un flux lumineux parcourant ses patients.

Hiroyuki Abe communique avec la déesse shintoïste de la miséricorde, tout en claquant des doigts et en tapotant certains endroits du corps.

Maître Mitsumasa Kawakami médite sur les vies antérieures et chante sur un ton très aigu.

Madhu Anziani s'est servi du seul son qu'il pouvait émettre afin de chanter en cadence lorsqu'il était allongé, paralysé, sur son lit d'hôpital.

Lorsque Bill Bengston fait cours, il commence par distribuer à tous les participants une carte sur laquelle figurent deux instructions : « Pas de rituel » et « Amusez-vous ». L'objectif est que chacun d'entre nous développe sa propre approche. Un rituel finira par vous dévoyer. Soigner est un processus dynamique, et donc en évolution perpétuelle.

« La lumière sans obstacles est un flux d'une grande pureté, m'a dit Kiran Trace lorsque je lui ai parlé de mon expérience dans la clinique avec Abe. Voilà la véritable forme de la conscience naturelle. Nous absorbons [toujours] de l'énergie dans cet espace… Si vous suivez ce flux de plus en plus en profondeur, il en ressort de la clarté et des informations, et vous finissez par vous retrouver dans une grandeur vaste, pure et vide. [À une extrémité] l'énergie prend forme, mais à l'autre figure et non seulement le silence, mais également l'amour, puis une lumière pure et éclatante. »

Lorsque j'ai commencé à écrire ce livre, j'étais en quête de preuves tangibles de l'existence de la guérison énergétique. Je souhaitais fournir une explication systématique – à moi-même et à mes patients – de ce que je ressentais dans mes mains et des picotements survenant au niveau de ma colonne vertébrale. Je souhaitais connaître la nature de ce que j'offrais. Je suis tombée sur tout un éventail apparemment infini de personnes fascinantes et d'explications concevables tirées de diverses disciplines – philosophie, science, spiritualité. Mais, en fin de compte, j'ai appris que si nous pouvons tous ressentir le phénomène, nous ne serons jamais capables de le décrire complètement.

Le Tao que l'on peut décrire n'est pas le Tao éternel.

SI VOUS SOUHAITEZ PRATIQUER

Guérir les autres

Comme j'espère l'avoir exprimé clairement, un thérapeute énergéticien est essentiellement un vecteur de l'énergie – laquelle parcourt le corps sous la forme d'une vibration ou d'une onde – et non quelqu'un de béni ou touché d'une manière inhabituelle. Bien que certaines personnes soient plus à l'écoute de leur faculté de guérir que d'autres, tout le monde a cette capacité. Cet exercice va vous aider à utiliser les informations présentées dans ce livre, ainsi qu'à intégrer les exercices que vous pratiquez depuis le début de la lecture, dans le but de découvrir votre potentiel de praticien.

Il repose sur mon expérience personnelle et sur ce que m'ont appris les thérapeutes énergéticiens et scientifiques rencontrés pendant la phase d'écriture de cet ouvrage. C'est un moyen sans danger de transmettre à autrui des informations sur le processus de guérison. Vous pouvez l'utiliser pour aider vos proches et amis. Vous ne deviendrez pas praticien du jour au lendemain, mais un peu de pratique vous permettra de progresser, et vous entamerez la conception de votre propre processus. Cette petite procédure permettra à votre corps d'afficher la résonance interne nécessaire pour transmettre au champ énergétique de quelqu'un d'autre des informations émanant de votre propre champ. L'objectif est de placer à la fois le praticien et le « patient » dans un état propice au transfert d'informations. Aucune technique sophistiquée ni rituel bien précis n'est nécessaire. Il s'agit plus d'un état favorisant notre connexion à la source, et la connexion entre vous et la personne que vous souhaitez aider.

Cela ne saurait remplacer des soins médicaux conventionnels, et il est important de le signaler au « patient ». Ne l'encouragez pas à interrompre les éventuels traitements qu'il prend et ne lui donnez pas des conseils qu'un professionnel de santé serait mieux à même de prodiguer.

- Créez un espace sécurisant.
  Considérez le « patient » comme une expression de l'énergie de la source et ressentez une connexion avec lui. Respectez-le en vous engageant à ne divulguer aucune information qu'il pourrait vous révéler et en ne portant aucun jugement sur lui.

- Demandez-lui de s'allonger, en veillant à ce qu'il soit bien à l'aise.

  Le fait d'être à l'aise l'aidera à se montrer réceptif. Une table de massage est idéale, car sa hauteur vous permet, en tant que praticien, de vous tenir confortablement debout et d'une manière favorisant une bonne circulation de l'énergie à l'intérieur de vous. Mais, honnêtement, vous pouvez transmettre cette énergie au « patient » dans n'importe quelle position.
- Ancrez-vous et ouvrez-vous à la source.

  Tenez-vous debout à côté du « patient » et prenez quelques instants pour vous concentrer avant d'entamer la séance. Écartez les pieds de la largeur de vos épaules et pliez légèrement les genoux, tout en sentant bien le contact de vos pieds avec le sol. En vous inspirant de l'exercice d'ancrage et d'ouverture du chapitre 3, basculez votre bassin légèrement vers l'avant et conservez le dos bien droit. Imaginez un cordon énergétique, comme un faisceau laser, partant du bas de votre colonne vertébrale et s'enfonçant profondément dans le sol. Repérez si vous vous sentez plus lourd et ancré. Imaginez une boule de lumière vive au-dessus de vous, puis visualisez-la en train d'entrer dans votre corps par le sommet de votre crâne. Sentez cette lumière remplir votre corps, descendre par votre tronc et se répandre dans vos membres.
- Détournez votre esprit pour laisser l'énergie circuler.

  Pour ce faire, vous pouvez vous servir de la technique de défilement rapide d'images du chapitre 4, qui demande un peu de pratique. Sinon, détournez simplement votre esprit. Je regarde souvent par la fenêtre ou je discute même avec le patient. C'est ma manière d'éviter que mon ego soit lié au résultat des soins et de me rendre réceptive.

- Alimentez vos mains en énergie.
  Effectuez l'exercice du chapitre 1 vous permettant de ressentir l'énergie. Tendez les mains devant vous, les paumes se faisant face. Faites-les bouger vers l'arrière et vers l'avant en vous concentrant sur les changements de sensations. Une fois que vous sentez l'énergie circuler, placez vos mains au-dessus du « patient » et laissez-les bouger, comme guidées par une force extérieure.
- Laissez l'énergie circuler.
  Ne forcez pas les choses. Souvenez-vous que l'énergie de la source vous traverse en permanence et n'a pas besoin d'être activée. Il m'arrive de sentir mon corps bouger de lui-même lorsque l'énergie se met à circuler. C'est comme si elle m'alignait pour faciliter une circulation fluide.
- Déconnectez-vous du « patient ».
  Imaginez-le entouré d'une lumière blanche, puis visualisez votre propre corps également cerné par cette lumière. Vous envoyez alors le message que, bien qu'étant tous deux reliés par la source, vous demeurez deux êtres distincts, chacun étant doté de son libre arbitre.

REMERCIEMENTS

Mes patients m'ont beaucoup appris. Je leur suis reconnaissante d'avoir eu suffisamment confiance en moi pour me confier leur santé et raconter leur histoire.

En parlant d'histoires, Nell Casey m'a aidée à raconter celle-ci. Auteure et éditrice, Nell a contribué à démêler les fils de ma propre expérience avec les histoires des thérapeutes que j'ai rencontrés et les recherches scientifiques étayant leurs travaux. Nell et moi avons eu la chance de collaborer avec le chercheur Michael Lowell, qui sait contrôler minutieusement les informations et a lu d'innombrables ouvrages, des centaines d'articles et interrogé des dizaines de personnes au cours de ce projet. Kristina Grish a œuvré sur le concept original du présent ouvrage et a contribué à échafauder sa structure. Je leur suis reconnaissante de leur travail acharné et de leurs compétences.

Laura Nolan est mon agent littéraire. Elle m'a guidée avec une grande pertinence et a joué un rôle important dans la mise en forme de ce livre. Je la remercie de sa patience et de son soutien.

J'ai sauté sur l'occasion d'être publiée par HarperCollins et j'ai apprécié leur foi en ce projet. Harper Wave a publié certains de mes livres de santé préférés, et je ne pouvais rêver de meilleure maison en tant qu'auteure. L'équipe de Harper Wave, dirigée par Karen Rinaldi, est talentueuse et maîtrise son sujet. Quel bonheur de les avoir à mes côtés ! Notre éditrice, Julie Will, a apporté clarté et perspicacité. J'ai apprécié son expérience et le travail acharné fourni pour transformer notre manuscrit en ouvrage.

Par moments, ce périple m'a épuisée, et je remercie ma famille de s'être montrée patiente avec moi. Mon mari Noah et ma fille Emma travaillent avec moi au Yinova (Noah dirige le cabinet et Emma, le service marketing). Ils ont tous deux accepté de travailler davantage afin que je puisse me consacrer à la rédaction de ce livre. Au-delà de ça, ils ont été une source d'inspiration, d'encouragement et de câlins. Louie, notre chienne, s'asseyait sur mes genoux, me tenant compagnie pendant que j'écrivais. Toute ma reconnaissance envers eux trois.

Depuis ses débuts modestes, Yinova est désormais un grand centre, tellement grand, en fait, que je ne pourrais citer tous mes collègues. Mais ils savent qu'ils demeurent dans mon cœur. J'adore travailler avec une équipe de praticiens et d'employés administratifs très doués, afin de créer un bel environnement de soins. Je tiens à citer notre directrice d'exploitation Liz Henning, qui est la personne la plus organisée que je connaisse et qui a dirigé la structure lorsque j'écrivais ce livre. Mon assistante, Hemaalya Omrao, mérite également que je lui rende honneur pour m'avoir permis, avec bienveillance, de garder le cap.

Plusieurs universitaires et scientifiques ont apporté leur pierre à l'édifice. J'aimerais remercier le Dr Jeremy Pulsifer, qui enseigne la physique à des acupuncteurs et est lui-même un praticien de médecine chinoise accompli, pour son aide à l'identification des travaux de recherche en lien avec notre sujet. Le Dr Bill Bengston, le Dr Erik Peper, le Dr Leah Lagos, Brenda J. Dunne et le Dr Roger Nelson nous ont tous patiemment expliqué leur travail, n'ont pas compté leurs heures, ni été avares d'efforts.

Au Japon, j'ai reçu l'aide d'une petite armée d'interprètes, qui ont chacun mis leur patte. Kuzuhara Kaori est une femme délicate au rire qui tinte. Sa maîtrise de l'anglais a été merveilleuse pour moi. Son humour et sa connaissance de la région ont fait de notre voyage à Kyoto, avec Hiroyuki Abe, quelque chose de très spécial. Katsunori Kojima est un journaliste spécialiste de baseball de Tokyo qui a vécu aux États-Unis tout en étant l'interprète de Tsuyoshi Shinjo lorsque ce dernier jouait dans le club des New York Mets, puis aux San Francisco Giants. Il s'est rendu à Kobe afin de traduire mon entretien avec Hiroyuki Abe. Il était visiblement très expérimenté, car il s'est montré capable de traduire des concepts complexes tout en demeurant neutre. Nous l'avons retrouvé à Tokyo, où il s'est vraiment lié d'amitié avec nous, car il nous a emmenés voir ses parents et rejoints pour des repas. Kojima était assisté de Sakiko Matsumoto, qui assurait l'interprétation pour certains entretiens en raison du caractère ésotérique du sujet. Takayuki Kawamoto était notre interprète à Fukuoka. Il a apporté de l'humour et de la chaleur au projet, et s'est montré d'une grande aide pour cerner les travaux de Maître Kawakami. Il était parfois assisté d'Erika Ashima, dont l'humour ironique était très apprécié. Tous ont pris leur travail très au sérieux et ont apporté une précieuse contribution.

J'ai rencontré de nombreux praticiens talentueux, qui ne figurent pas tous dans ce livre, mais chacun m'a permis de découvrir quelque chose, et je leur suis très reconnaissante de m'avoir autorisée à observer leur travail. Ils m'ont beaucoup appris.

À PROPOS DE L'AUTEURE

Jill Blakeway est titulaire d'un doctorat d'acupuncture et de médecine chinoise. C'est une acupunctrice et herboriste certifiée. Elle est connue pour sa façon très intuitive de pratiquer la médecine chinoise et sa capacité à intégrer cette très ancienne discipline à la biomédecine moderne. Jill est la fondatrice du Yinova Center de New York. Elle est également professeure invitée de médecine traditionnelle chinoise au Pacific College of Oriental Medicine, où elle dispense un cours de gynécologie et d'obstétrique aux doctorants. Jill est la coauteure de *Making Babies* et l'auteure de *Sex Again*.

INDEX

D

E

M

N

O

Cet ouvrage est composé de matériaux issus de forêts bien gérées certifiées FSC®, de matériaux recyclés et de matériaux issus d'autres sources contrôlées.

Le Forest Stewardship Council® est une organisation internationale non gouvernementale qui encourage une gestion écologiquement adaptée, socialement bénéfique et économiquement viable des forêts de la planète. Pour en savoir plus, consultez le site *www.fsc.org*

FSC www.fsc.org MIXTE Papier issu de sources responsables FSC® C022829

Achevé d'imprimer en octobre 2020
sur les presses de la Nouvelle Imprimerie Laballery
58500 Clamecy
Dépôt légal : novembre 2020
N° d'impression : 009141

Imprimé en France

La Nouvelle Imprimerie Laballery est titulaire de la marque Imprim'Vert®